HemoHIM
헤모힘

본 도서에서 언급되는 **헤모힘, 식물조합추출물 HIM-1, 식물복합조성물 HemoHIM, HemoHIM 당귀등 혼합추출물, 당귀, 천궁, 백작약 등 원료 또는 성분은** 질병의 예방 및 치료를 위한 의약품이 아닙니다.

Contents

CHAPTER 1

면역의 시대
THE GOLDEN AGE OF IMMUNITY

1　'무병' 장수 아닌 '유병' 장수의 현실　　　　　7
2　젊은이도 예외는 아니다, 면역의 반란　　　　16
3　포스트 코로나, 헬스 라이프 대전환기　　　　23

CHAPTER 2

면역이란 무엇인가?
WHAT IS IMMUNITY?

1　우리는 왜 병에 걸리는가　　　　　　　　　　35
2　공격력을 갖춘 방어 시스템, 면역계　　　　　39
3　면역계를 돕는 일상 속 면역 관리　　　　　　51
4　적극적인 면역 관리, 건강기능식품의 선택　　61

CHAPTER 3
헤모힘, 최초의 기록들
HemoHIM FIRST+STORY

1. 면역+조혈+재생 기능 돕는 新 식물복합조성물의 탄생 ………… 71
2. 우리나라 최초 연구소기업, 헤모힘 상용화에 성공하다 ………… 100
3. 연구논문과 특허, 놀라운 기록의 행진 ………… 116
4. 과학적으로 입증된 헤모힘의 기대 효과와 후속 연구를 위한 제안 ………… 131
5. 피로 개선과 면역기능의 공조(共助), 헤모힘 2중 기능성 건강기능식품으로 인정 …… 144

CHAPTER 4
절대 불변, 헤모힘의 원칙
HemoHIM BRAND STORY

1. 헤모힘 원재료 소개 ………… 153
2. 국내 최상품, 진부 당귀 농장을 찾아서 ………… 155
3. 깐깐한 제조 공정, 절대 품질의 원칙 ………… 165
4. 소비자를 사로잡은 힘, 가격의 초격차(超格差)를 실현하다 ………… 170

CHAPTER 5
헤모힘의 도전과 성취
HemoHIM, TIMELINE OF CHALLENGE

1. 미디어에서 발견한 헤모힘의 결정적 순간 ………… 181
2. HemoHIM 연구팀, 15년 만의 홈커밍데이, ………… 192
   이들이 말하는 헤모힘의 과거 · 현재 · 미래
3. 헤모힘 주요 동향 : 녹색기술 인증 획득, 피로 개선 인정 획득, ………… 201
   헤모힘의 안전성, '헤모힘G' 개발 및 상용화, 반도핑 인증 획득

HEMO HIM
헤모힘

01
The Golden Age of Immunity

면역의 시대
The Golden Age of Immunity

1 '무병' 장수 아닌 '유병' 장수의 현실
2 젊은이도 예외는 아니다, 면역의 반란
3 포스트 코로나, 헬스 라이프 대전환기

CHAPTER 1

면역의 시대
THE GOLDEN AGE OF IMMUNITY

눈부신 의학기술의 발달과 보편화된 의료 복지 시스템, 향상된 공중보건 의식, 헬스케어 시장의 확대 등은 우리를 고령사회로 이끌었고 '호모헌드레드(Homo-hundred, 100세 인간)'는 우리의 미래가 되었다. 하지만 낙관적인 상상은 아직 이르다. WHO(세계보건기구)의 발표에 따르면 2030년 한국인의 기대수명을 세계 1위로 전망했는데 남성은 84.07세, 여성은 90.82세이다. 질병과 장애 없이 노년기 삶을 건강하게 유지하려면 그만큼의 노력이 요구되는 것이다.

더욱이 코로나19 팬데믹을 겪고 난 우리에게 그 노력들은 더욱 필요하며 앞으로의 삶의 질을 좌우하는 핵심 가치일 수밖에 없다. 과연 건강한 삶을 위해 우리는 어떠한 노력을 기울여야 할까. 그리고 수많은 노력 중 가장 절대적인 핵심 가치는 무엇일까.

'무병' 장수 아닌 '유병' 장수의 현실

예로부터 장수(長壽)는 인간이 누릴 수 있는 다섯 가지 복 중에서
가장 첫 번째로 꼽혀왔다. 하지만 단순히 목숨을 오래 연명한다고 복은 아니다.
장수 앞에는 무병(無病)이라는 전제 조건이 선행된다.
오래 사는 것에 그치지 않고 건강을 유지하며 사는 것이 진정한 축복인 것이다.
현대화, 과학화된 의료 서비스의 수혜를 누리고 있는 오늘날에도 무병장수를
장담할 수는 없다. 과연 나는 건강하게 오래 살 수 있을까?

노인들이 사는 나라

우리나라의 출산율 저하는 어제오늘의 일이 아니다. 1950년대 후반부터 1970년대 중반까지 두 차례의 베이비 붐 시대를 지나 2000년 일시적인 밀레니엄 베이비 열풍 이후 연간 출생아 수는 완만한 감소세를 보여 왔다. 한 여성이 가임기(15~49세) 동안 낳을 것으로 기대되는 평균 출생아 수를 합계출산율이라고 하는데, 2015년 합계출산율 1.24명으로 반등의 기회를 맞이하는가 싶더니 이후 가파른 감소 추세가 이어졌다.

최근 한국의 합계출산율은 1명 이하로 떨어졌으며 미국 〈뉴욕타임스(NYT)〉는 유엔 세계 인구 추계를 인용해 한국이 홍콩에 이어 2050년에 세계에서 두 번째 고령 국가가 될 것이라고 전망했다. 세계적인 인구학자인 영국 옥

스퍼드대학교의 데이비드 콜먼(David Coleman) 명예교수는 경제협력개발기구(OECD) 38개 국가 중에서 '인구 소멸 국가' 1호로 한국을 지목했다.

베이비 붐 1세대가 65세 이상 노인 인구로 진입하게 되면서 우리나라는 고령사회가 되었다. 유엔(UN)은 65세 이상 노인 인구 비율이 7%를 넘으면 고령화사회, 14%를 넘으면 고령사회, 20% 이상이면 초고령사회로 분류한다. 한국은 2017년 65세 이상이 전체 인구의 14.2%를 차지함으로써 고령사회로 들어섰다. 베이비 붐 2세대인 1964~1974년생이 65세로 진입하는 시기를 기다릴 것도 없이 조만간 초고령사회가 될 것은 불을 보듯 뻔하다.

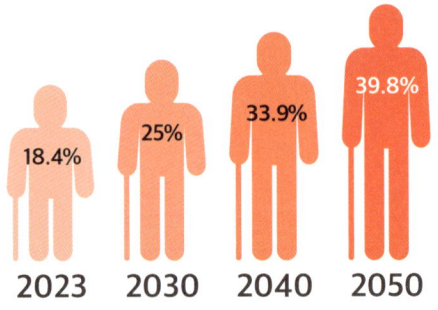

| 고령 인구 비율 변화 추이 (자료 : 통계청) |

통계청은 2023년 고령 인구 비율이 18.4%에 도달했으며 2026년, 우리나라가 초고령사회에 진입할 것으로 전망했다. 이후 고령 인구 비율은 지속적으로 증가, 2030년 25%, 2040년 33.9%, 2050년 39.8%에 육박할 것으로 내다봤다. 65세 이상 고령층이 총인구의 3분의 1 이상을 차지하는 셈이다.

'노인'이란 용어의 재정의가 필요하기도 하지만, 이렇게 '노인들의 나라'가 되는 데에는 평균수명이 점점 높아지는 것도 하나의 원인이다. 최근에는 '기대수명'이라는 말로 평균수명을 대체하곤 하는데, '기대수명(Life expectancy at birth)'이란 0세 출생자가 앞으로 생존할 것으로 기대되는 평균 생존 연수를 말한다. 우리나라의 평균 기대수명은 6·25 한국전쟁 이후 지속적으로 증가해왔다. 50년 전인 1970년대만 해도 평균 기대수명은 고작 62.3년에 불과했다. 1987년에는 70.1년으로 기대수명 최초 70세를, 2009년에는 80.0년으로 기대수명 최초 80세를 넘어섰다. 반세기가 흐르면서 위생적인 주거 환경과 생활 습관의 변화, 영양의 질 개선, 의료기술의 발달 등으로 평균 기대수명이 무려 20년 이상 증가했다.

이러한 추세로 인해 의학자나 인류학자들은 인간의 평균수명이 곧 100세에 도달할 것이라며, '호모헌드레드'의 시대를 당연시하고 있다. 심지어 인간의 수명은 아직 한계에 도달하지 않았고 100세보다 훨씬 더 장수할 것으로 내다보고 있다. 미국 조지아주립대학교 연구팀이 발표한 자료에 따르면 1970년대 출생한 사람의 경우 최대 141년을 장수할 수 있다고 예측했다. 공식 기록으로 남아 있는 최장수 인간은 1875년생 프랑스인으로, 122세로 사망했다.

인간의 평균 수명이 100세에 도달한다면, 보통의 건강함을 유지하는 여느 노인들은 100세에 동네 공원을 산책하고 벤치에 앉아 햇볕을 쬐며 친구와 수다를 떨게 될 것이다. 매스미디어는 노인들을 위한 콘텐츠로 채워지고 시장에 쏟아져 나오는 상품의 상당수는 노인 맞춤 또는 노인 전용 제품일 것이다. 젊은이, 청년이란 단어는 40~50대의 전유물이 될지 모른다.

노인들의 나라가 되는 건 영화에서나 나올 법한 픽션이 아니라 머지않아 맞게 될 현실이다. 오늘을 살아가는 우리 역시 각종 생활 편의와 의료복지

서비스의 혜택, 헬스케어 시장을 유영하며 조금씩 노화를 맞이하고 있다.

노화와 함께 오는 신체의 퇴행

의료기술의 발달, 사회적 시스템 같은 외부 환경이 우리의 수명 연장을 돕는다 해도 항상 복병은 우리 주변에, 내 안에 잠복해 있다. 기대수명은 100세를 바라보고 있지만 '언제까지 무병장수할 것인가', 즉 질병이나 장애 없이 건강하게 장수할 것인가 질문한다면 선뜻 100세라고 단언하기 어렵기 때문이다.

유병 기간을 제외한 기대수명, 즉 질병이나 부상으로 몸이 아픈 기간을 제외한 수명을 '건강수명'이라고 하는데, 통계청이 예측한 2030년 우리나라의 건강수명은 73.3세로, 곧 100세 시대를 맞이한다 해도 인생의 황혼기 중 15~20년의 여생은 질병과 함께 살아갈 수도 있음을 암시한다. 실제로 우리 주변, 가깝게는 부모님이나 초로(初老)의 지인이 지병 때문에 정기적으로 검진을 받고 매일 약을 복용하는 것을 자주 접하게 된다. 100세까지 장수한다 해도 50세에 고혈압이나 당뇨를 진단받았다면 인생의 절반인 50여 년을 약과 씨름하며, 혹시 모를 합병증 예방을 위해 식이 조절과 운동을 습관화해야 한다. 건강하게 오래 산다는 일은 생각보다 녹록지 않다.

나이가 들면 늙고 노쇠해지는 것은 자연의 섭리이고 당연한 이치이다. 노화(老化)의 사전적 의미를 살펴보면 '인간이 태어나서 일정 기간 성장한 후 나이가 들면서 점차 신체적, 인지적으로 쇠퇴하여 죽음에 이르는 과정'이라고 한다. 간단히 말하면 신체의 외형과 기능에 퇴화, 퇴행이 일어나는 것이다. 최신 버전의 스마트폰도 오래, 자주 사용하다 보면 배터리 용량이 빨리 소모되고 여기저기 흠집이 생기며 고장이 잦아진다. 신체 기관도 자주, 오래 사용하면 이상이 온다. 노화의 정도는 개인의 건강 상태, 성격, 사회경제적 여건 등에 따라 차이가 있을 수 있으나 보통 40세 전후를 기점으로 피부, 시력, 치아와 잇몸, 뼈관절과 근육 등에 퇴행성 변화가 오기 시작하여 점차 피부 주름과 잡티, 시력 저하, 치아 결손과 잦은 잇몸 염증, 관절 염증과 근육 저하 등이 진행됨을 느끼게 된다. 심지어 건망증, 기억력 저하 때문에 당황하는 순간까지 경험하게 된다.

이러한 변화는 나이가 들면서 누구나 겪는 불가피한 과정이다. 그리고 유전, 사고, 특이 환경 등에 노출되어 있다면, 자연적으로 노쇠하는 과정 중에 질병은 더욱 자주 찾아오게 된다. 단순히 노화의 징후로 여겨 '나이 들면 어쩔 수 없지' 방치한다면 증세는 점점 심해진다. 결국 병원을 찾아 듣게 되는 병명 앞에는 '노인성', '퇴행성'이라는 수식어가 붙어 있게 마련이다. 고혈압, 당뇨, 심근경색, 퇴행성관절염, 퇴행성 허리 디스크, 골다공증, 난청, 치매, 뇌졸중, 녹내장, 백내장, 만성 기관지염, 천식, 요실금, 변비 등이 대표적인 노인성·퇴행성 질환이다.

노인성·퇴행성 질환이든, 아니면 생명에 위협적인 다른 질환이든, 우리 몸에 질병이 찾아오고 완치하지 못한 채 장기화되면 결국 우리가 맞이하게 되는 것은 죽음이다. '생로병사(生老病死)'의 당연한 귀결인 셈이다. 그렇다면 우리를 죽음에 이르게 하는 가장 커다란 원인 질환은 무엇일까?

2023년에 발표한 통계청˚의 자료에 따르면 한국인 사망의 3대 원인으로 암(악성신생물), 심장질환, 폐렴을 꼽고 있으며 해당 연도의 한국인의 암 사망률(인구 10만 명당 사망자 수)은 162.7명으로 전체 사망 원인 중 가장 높았다. 우리의 미래 세대도 크게 다르지 않다. 2022년 출생아가 암으로 사망할 확률은 무려 남자 22.7%, 여자는 14.0%로 예측됐다. 나머지 원인들로 인한 사망 확률이 6~10%인 것과 비교하면 압도적으로 높은 수치이다.

은밀히 찾아오는 퇴행, 면역 저하

아침에 눈을 뜨자마자 불현듯 '병에 걸린 것은 아닐까?' 하는 생각에 병원을 찾는 사람은 거의 없다. 질병을 의심할 때에는 전조 증상을 자각하게 마련이다. 잠을 자도 피곤하고, 조금만 움직여도 숨이 차고, 자꾸 체중이 줄고, 특정 부위에 통증이 느껴지거나 자신도 모르는 사이에 의식을 잃는 등 평소와 다른 이상 징후를 경험하게 된다. 어쩌다 한 번은 그러려니 넘어갈 수 있지만 이상 징후가 몇 차례 반복되면 결국 병원을 찾아 그 원인을 찾기 위해 여러 검사를 받게 된다. 이렇듯 노화로 인한 퇴행이나 질병은 신체 변화와 통증 등으로 알아챌 수 있기 때문에 원인과 해결책이 확인되는 순간 적극적인 수습과 대처가 가능하다.

눈에 띄는 신체 노화 외에도 수면 밑에서 은밀하게 진행되어 알아채기 힘든 퇴행도 있다. 면역계의 노화, 바로 면역 저하이다. 면역은 사람이 태어나 생을 마칠 때까지 질병의 원인을 방어하고 중요한 장기의 기능을 관장하고 유지하는 데 꼭 필요한 생물학적 기능이다. 우리 몸의 면역계는 사람의 일생

˚ 통계청, 2023년 <2022년 생명표> 사망 원인 통계 결과

처럼 성장, 성숙, 노화의 과정을 겪기 때문에 나이가 들면 자연스럽게 기능 저하가 따라오고, 이로 인해 다양한 질병이 발생할 수 있다. 이러한 '면역 노화(immunosenescence)'는 연령이 증가함에 따라 나타나는 단위 면역세포(선천 및 적응 면역세포), 면역 장기의 기능 변화와 이에 따른 면역기능 저하를 총칭하는 개념으로, 나이가 들면서 면역 노화가 발생하는 경우도 있지만 면역기능의 저하도 노화의 원인이 될 수 있다. 고령자에게서 나타나는 감염 및 암 질환, 각종 자가면역질환 및 만성 염증 질환 등과 깊게 연관되어 있다.[*]

 의학자들은 개인마다 시작점은 다르지만 대개 50세 이후 면역계의 노화와 함께 면역 저하가 서서히 진행된다고 말한다. 면역계의 노화와 기능이 저하되면 우선 신체 내부에 침입한 이물질을 감지하는 능력이 떨어지게 된다. 외부 침입자에 방관하거나 자칫 자기편을 적으로 간주해 공격할 수도 있다. 백혈구의 수적 감소와 함께 감염에 반응하는 민감성도 떨어진다. 대식세포(大食細胞)의 활동성도 느려져 암세포나 병원균을 파괴하는 데 더 많은 시간이 걸린다. 젊은이가 10분이면 도착할 거리를 노인이 30분 걸려 천천히 도착하는 것과 같다. 결국 같은 병원균에 노출되더라도 면역기능이 저하된 노인의 경우 감염률과 치명률이 더 높을 수밖에 없다.

 결국 면역계의 노화에 따라 체내 환경은 질병이 일어나기 쉬운 상태로 변화된다. 이런 경우 신종 인플루엔자나 바이러스가 유행할 때면 정상 면역의 경우보다 감염이 쉽고, 감염 후 증상도 치명적이며, 여러 원인이 복합되어 상대적으로 사망률이 높다. 해마다 13세 이하 아동, 임신부, 65세 이상 노인을 대상으로 정부에서 무료 독감예방 접종을 시행하는 것도, 이들의 면역기능이 저하되어 있어 감염률과 치명률이 높기 때문이다.

---
[*] 국립중앙의료원, 2016년 만성질환연구센터 주관 '노화와 면역기능' 심포지엄 보도자료

면역기능 저하로 암 발병률이 높아지기도 한다. 암은 우리 몸 안에서 생성되는 암세포에 의해 발병한다. 암세포는 우리 몸의 정상적인 조직세포가 어떤 원인에 의해 무제한 증식, 매우 빠르게 주변 장기로 전이되어 결국 생명에 영향을 끼치는 '악성신생물(惡性新生物)'로 정의된다. 일반적인 경우 매일 5,000여 개의 암세포가 생성되지만, 면역세포 중 NK세포(자연살해세포, Natural Killer Cell), T세포 등이 파괴하기 때문에 암으로 진전되지 않는다. 면역기능이 떨어지면 암세포를 발견하고 파괴하는 NK세포, T세포의 기능 역시 저하되기 때문에 암 발병률이 높아질 수 있다.

또한 류마티스관절염, 홍반성낭창(루프스) 등과 같은 자가면역질환도 면역 저하, 혹은 면역 불균형으로 인해 나타날 수 있다. 자가면역질환은 정상적인 신체조직에 대해 면역계가 비정상적으로 반응하여 염증이나 세포 손상을 일으키면서 나타난다. 마치 수비대가 적군과 아군을 구별하지 못해 아군을 공격하는 것과 같은 이치이다.

결국 신체 노화와 함께 조용히 시작된 면역 저하가 각종 질병이 비집고 들어올 틈을 내어준 최초의 원인 제공자일지 모르겠다.

건강이 노년기 삶의 질을 좌우한다

하지만 노인이라고 해서 모두가 면역기능이 취약해지는 것은 아니다. 똑같은 70세지만 누군가는 한창때 못지않은 건강을 유지하고, 또 다른 누군가는 오랜 고질병으로 힘겨운 하루하루를 보내기도 한다. 정상 면역이냐 아니냐에 따라 건강과 질병으로 갈림길이 나뉘는 것이다.

　인간 수명 100세를 바라보는 시대, 건강한 70세라면 가까운 곳에 누리고 즐길 것이 얼마든지 넘쳐나는 세상이다. 경제적 여유가 있다면 친구들을 만나고, 여행을 가고, 새로운 것을 배우고, 취미 생활을 하는 것만으로도 매일이 분주하다. 반면 친구들보다 이른 나이에 질병이나 장애를 얻었다면 이후 삶의 질은 장담하기 어려워진다. 암이 발병했다면 완치의 보장도 없이 몇 년을 항암 치료와 요양에 매달리다 결국 합병증으로 세상을 떠날지도 모를 일이다.

　암에 비해 치명률이 낮은 질환 역시 삶의 질을 떨어뜨리는 건 마찬가지다. 만성적인 치주질환으로 치아가 덜렁거려 식사를 할 때마다 아프고 제대로 씹지 못한다고 해보자. 하루 세 끼 식사 때마다 고역일 것이다. 감기가 낫질 않아 두 달 이상 기침과 가래로 고생하는 건 어떨까. 시도 때도 없이 터져 나오는 가래 끓는 기침 소리에 마음이 불편해진다. 원인 모를 통증으로 진통제를 복용했더니 어지럽고 졸음이 와 거의 누워서 지내는 일이 태반이다. 퇴행성 디스크를 앓을 수도 있다. 노인성치매는 더욱 심각하다. 자신의 삶의 질은커녕 가족 모두의 삶의 질을 송두리째 앗아갈 수 있다.

　삶의 질, 삶의 만족도는 연령, 성별, 학력, 종교, 결혼 상태, 본인 소득, 가족 소득 외에 개인의 성격, 가족과의 친밀도, 사회관계 등과 같은 정서적 요인에 따라 달라진다. 하지만 일상의 만족감이나 안정감, 행복감을 좌우하는 가장 중요한 요소는 건강이다. 건강을 잃으면 모든 것을 잃는다고 하지 않던가. 자기 인생의 황금기를 지나 종착지를 향해 가는 노인에게 건강은 삶의 질을 좌우하는 결정적 요인이다.

젊은이도 예외는 아니다, 면역의 반란

건강은 건강할 때 지켜야 한다고들 한다. 익히 들어온 말이지만
이 조언이 갖는 무게감을 깨닫기까지는 한참 시간이 걸린다.
이른 나이에 심각한 질병을 진단받거나 건강에 치명적인 상황을
맞닥뜨리고 난 후에야 비로소 깨닫게 되는 진리이기 때문이다.
젊다는 것만으로 건강도 면역도 자신해서는 안 된다.
과중한 학업과 업무, 만성 피로, 지나친 다이어트, 과도한 스트레스에
시달리는 사이, 우리 면역계는 조금씩 허물어지게 된다.

이른 나이에 찾아오는 노인성질환

　많은 스트레스와 유해 환경에 노출되고 있는 현대인들은 생각보다 빨리 질병을 맞닥뜨린다. 건강, 면역에 자신하는 젊은 세대에게 조금은 엄격하고 진지하게 건강관리가 필요하다는 경고일지도 모르겠다.

　2022년 9월, 한 매체의 보도에 따르면 노인 연령이 아닌 데도 당뇨, 고혈압 등 노인성질환을 앓고 있는 환자가 지난 3년 사이 10% 이상 증가했다고 한다. 국민건강보험공단에서 제시한 '65세 미만 노인성질환 진료 현황'을 분석

한 결과, 2021년 환자 수는 610만4,909명으로 2018년(552만4,140명)에 비해 10.5% 증가한 것으로 나타났다. 문제는 고혈압, 당뇨, 뇌혈관, 치매, 파킨슨 등 주로 고령층에서 발생하는 5대 노인성질환이 65세 미만 연령층에서 늘고 있다는 것. 그중 20~30대의 노인성질환 증가는 시사하는 바가 크다. 한 매체에서는 이를 인용하며 젊은 층의 노인성질환 증가율이 유독 높은 만큼 건강보험을 활용한 지원 대책이 강구돼야 한다고 전했다.

 2021년 20대 당뇨병 환자는 3만7,926명으로, 2018년(2만6,808명)과 비교하면 41.5%나 증가했다. 30대 환자도 11만5,745명으로, 2018년(10만83명)보다 15.6% 늘었다. 전체 당뇨병 환자 증가율(13%)과 비교하면 매우 가파르게 늘고 있는 셈이다. 고혈압 역시 65세 미만 전체 환자 수는 3년 전보다 9.2% 증가한 반면 20대 고혈압 환자 26%, 30대 고혈압 환자는 18%나 늘었다. 뇌혈관 질환도 20~30대에서 큰 증가 폭을 보였다. 치매는 증가 폭이 크지 않지만, 매년 꾸준히 늘고 있다.

연령대	질환	2018-2021 증가율	연령대	질환	2018-2021 증가율
	당뇨	41.5%		고혈압	18.0%
20대	고혈압	26.0%	30대	뇌혈관	18.0%
	뇌혈관	23.6%		당뇨	15.6%

| 20~30대 노인성 질환자 증가 비율 (자료 : 국민건강보험공단) |

 전문가들은 젊은 층의 노인성질환 증가에 대해 식습관과 생활환경의 변화, 스트레스 등이 주요 요인으로 작용했다고 보고 있다. 젊은 환자들의 노인성질환을 많이 접해본 경희대학교병원 가정의학과 원장원 교수는 노인성질환

자 증가의 근본적인 원인으로 스트레스를 꼽았다. 예를 들어 대상포진의 경우 어릴 때 앓았던 수두 바이러스가 신경 뿌리에 잠복해 있다가 면역력이 떨어지는 틈새를 노려 대상포진으로 발현되는데, 젊은이들에게 흔한 취업 스트레스, 급격한 체중 감량, 비만, 운동 부족, 과음, 흡연 등이 면역력을 떨어뜨릴 수 있다고 덧붙였다.

고혈압, 당뇨 등과 같은 생활습관병에 해당하는 질환들도 발병 시기가 더 빨라지고 있다. 생활습관병은 발병 원인과 진행에 식습관, 운동 습관, 휴양, 음주, 흡연 등의 생활 습관이 영향을 미치는 질환군을 말한다. 예전에는 성인병이라 불렸다. 40대에 접어들면 개인의 식습관, 운동 습관, 음주나 흡연 습관도 고착되기 때문에 자칫 건강에 치명적인 습관이 있을 경우 조기 발병 원인이 된다.

면역의 반란, 자가면역질환의 증가

자가면역질환이란 우리 체내의 면역기능 변화에 의한 잘못된 반응으로 자신의 장기를 공격하여 염증을 일으키는 질환이다. 유전적 소인, 환경적 요인(약물, 스트레스, 흡연, 장 마이크로바이옴 변화, 병원균 등)과 면역 노화로 인한 고연령층에서 발생되는 질환으로 만성 염증에 의한 결과와 밀접한 연관이 있다고 알려져 있다. 특히 전신 자가면역질환인 류마티스관절염, 홍반성낭창, 다발성경화증은 중증 질환으로 알려져 있고, 이외에도 100여 가지 자가면역질환이 알려져 있다. 이런 자가면역질환은 과거에 비해 점차 증가하여 전 인구의 10% 정도가 고통받고 있으며, 젊은 연령층에서의 발생도 증가하고 있어 향후 많은 예방법과 치료에 관한 연구가 요구된다.

자가면역질환은 류마티스관절염, 갑상선 질환, 제1형 당뇨병, 사구체신염, 혈관염, 루프스, 신경질환 등 100여 가지에 이르는 다양한 질병을 불러온다. 전문가들은 평균수명 증가, 영양 불균형, 운동 부족, 환경오염, 스트레스 등을 자가면역질환의 증가 요인으로 꼽고 있다.

특히 대기오염과 초미세먼지 등에 장기간 노출된 경우 류마티스관절염, 염증성 장질환 등 자가면역질환의 발병률이 높아진다는 연구 결과가 발표되기도 했다.*

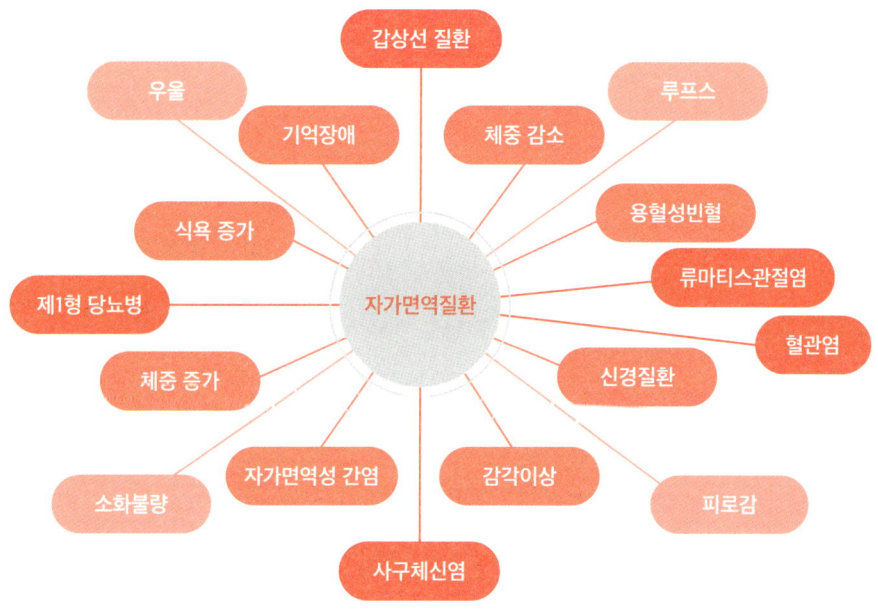

| 자가면역질환의 증상과 관련질환 |

자가면역질환이나 노인성질환이 20~30대를 배려하지 않는다는 것은 위기감을 갖게 한다. 게다가 우리 건강을 위협하는 질병 원인들은 수변 곳곳에

---

* 이탈리아 베로나대 의대 연구팀, 2022년

산재해 있다. 예를 들어 환경호르몬 물질, 미세먼지, 꽃가루, 대기오염, 배기가스, 중금속, 집먼지진드기, 곰팡이 등은 우리 면역 체계를 교란시키거나 과민한 면역반응을 일으켜 염증을 유발한다. 지나친 학업이나 취업 준비, 업무 등은 과로와 스트레스, 수면 부족을 불러와 만성 피로와 면역력 저하의 원인이 된다.

고른 영양을 섭취하고, 충분한 수면을 취하고, 적당한 운동을 하는 것. 여기에 손 씻기와 마스크 착용 등 개인위생을 잘 지키는 것. 이러한 일상 속 건강관리는 호시탐탐 우리 몸의 빈틈을 노리는 질병에 대한 최소한의 방어막이다. 한창 건강한 청년들에게도, 노화에 들어선 중년들에게도, 이제 질병과 익숙해지려는 노인들에게도 예외는 아니다.

방어벽이 허술하면 기습 공격에 당한다

2020년, 일상에 지각변동이 일어났다. 새로운 유형의 변이 바이러스의 공습이 시작된 것이었다. 코로나19는 2019년 11월 최초 보고된 이후 현재까지도 지속되고 있는 변이 코로나바이러스에 의한 급성 호흡기 전염병이다. 신종 바이러스의 출몰에 인류는 속수무책이었고 전 세계는 몇 년간 팬데믹에서 허우적거렸다. 14세기, 온 유럽을 강타한 흑사병의 공포가 재현되는 듯했다. 2023년 말 고군분투 끝에 코로나19 팬데믹의 강을 건너 맞이하게 된 코로나19 엔데믹. 우리의 헬스 라이프에도 대전환기가 찾아왔다.

코로나19는 증상이 감기, 독감과 유사하고 전염성이 높지만 그간 학계에 보고되지 않았던 변이 바이러스였기 때문에 초기 대응이 미숙할 수밖에 없었다. 예방백신도 없었고, 치료제 역시 불분명해 활동량이 많고 대인 접촉이 빈번한 젊은 층, 기저 질환이 있는 고령층의 피해가 많았다. 재감염이 유행하기 이전인 2022년 4월 말 기준, 질병관리청 중앙방역대책본부에서 발표한 누적 통계에 따르면 연령별 확진자 비율은 0~19세 25.49%, 20~39세 29.11%, 40~59세 27.75%, 60~79세 14.78%, 80세 이상 2.87%였다. 학교, 학원, 회사 등 단체생활이나 외부 활동이 많고 대인관계가 넓은 층에서 확진자가 많았던 반면, 사망자의 비율은 고령층에서 압도적으로 높았다. 코로나19로 인한 전체 사망자 중 60~69세 11.85%, 70~79세 23.23%, 80세 이상 58.80%로, 60세 이상의 사망자가 약 94%에 달했다. 고령층의 경우 노화로 인한 면역 저하에, 당뇨나 심혈관계 질환 등 기저 질환자가 많았고, 요양기관에서의 단체 감염이 보태져 그 피해가 막심했다.

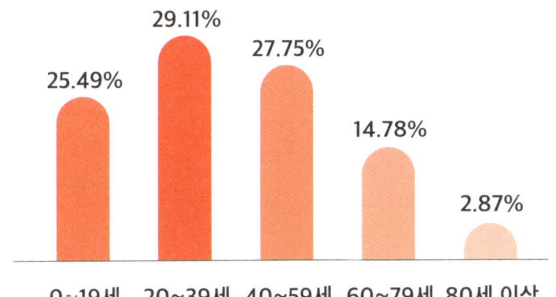

| 코로나19 연령별 확진자 비율 (자료 : 질병관리청 중앙방역대책본부) |

　고령층에 비해 치명률은 낮았지만 '한창 건강할 나이', '면역력이 좋을 나이'인 젊은 층의 피해는 우리에게 경각심을 불러일으켰다. 바이러스 접촉 빈도가 높고 업무상 과로가 심한 의료 종사자의 경우, 학교·교회·직장 등 단체생활로 대중교통 이용과 대면 접촉이 잦은 경우, 개인 질병과 만성 피로 등으로 허약 체질인 경우, 건강 습관과 개인위생 수칙에 무심한 경우 등, 일상적인 건강관리, 면역 관리, 개인위생에 허술하면 신종 바이러스의 공격에

는 대책 없이 무너질 수 있다는 것이 드러난 것이다. 자연생태계 파괴와 환경오염이 심각해질 미래, 코로나19 바이러스와 같은 새로운 병원균으로 전 세계가 혼란에 빠질 일은 얼마든지 또 발생할 수 있다. 그것도 더 자주, 여러 차례. 이를 대비해 개인이 실천해야 할 과제는 면역 관리를 위한 건강한 생활 습관을 유지하는 것이다.

포스트 코로나, 헬스 라이프 대전환기

젊은 사람이 심각한 질병을 앓게 되는 것은 교통사고와 같을지 모른다.
어느 날, 어떤 곳에서 사고가 일어날지 전혀 알 수 없듯이, 특정 질병에
가족력이나 이상 징후가 없는 한 계속 건강하게 살아갈 수 있을 것이라 자신한다.
신종 바이러스에 의한 기습 공격은 우리의 안온한 일상에 커다란 균열을 일으켰다.
치명적인 바이러스에 감염될지 모른다는 두려움이 모든 일상을 장악했고
그제야 우리는 '건강'과 '면역'을 각성하게 되었다.
코로나19 팬데믹의 강을 건넌 이후 우리는 헬스 라이프 대전환기를 맞이했다.

개인의 고립이 가져온 일상의 변화

코로니19 팬데믹은 우리 사회 시스템 전반과 개인의 일상에 커다란 변화를 불러왔다. 실내에서도 마스크를 착용하고, 손을 자주 씻고, 사회적 거리 두기를 일상화했다. 이른바 '언택트(Untact)'라 하여 재택근무, 화상회의, 원격수업 등 비대면 방식에 익숙해지게 되었다.

사회적 거리 두기와 비대면 방식이 확대되면서 개인의 고립도 심화되었다. 개인의 고립은 '코로나블루', '코로나레드', '코로나앵그리' 등 우울, 무기력, 불안, 분노 등 정서적 문제를 야기하기도 했지만 이를 극복하기 위한

자구책으로 개인의 문화생활, 건강생활, 소비 패턴 등에도 변화가 일어났다. 영화관이나 콘서트 대신 OTT 플랫폼을 활용한 미디어 소비가 주목받았고 그 이용량 역시 이전보다 높은 증가를 보였다. 소비자의 구매 행위는 오프라인에서 온라인으로의 대이동이 이루어졌다. 이커머스 업체를 통한 주문이 폭발적으로 증가하면서 우리나라의 택배·배송 시스템은 더욱 막강해졌다. 우리 일상과 모든 조직의 '온택트(Ontact)'를 위해 '디지털전환(Digital Transformation)'이 놀라운 속도로 가속화되었다.

무엇보다 가장 큰 변화는 건강에 대한 관심이 많아졌다는 것이다. 신종 바이러스와 감염 질환에 대한 경각심도 커졌고 건강 추구, 헬스케어에 대한 바람도 높아졌다. 노약자가 아닌 젊은이들도 질병에 감염될 수 있고 심지어 사망할 수 있다는 불안감이 팽배해지면서 면역 증진을 위한 건강관리와 개인위생의 중요성이 대두되었기 때문이다. 또한 기술의 발전, 질병의 예방, 면역의 중요성 인식 등으로 사람들은 홈 헬스케어 상품과 건강기능식품을 찾고 디지털 헬스케어에서 대안을 모색했다.

'더 건강하게' 중요한 가치로 떠올라

코로나19 팬데믹이 우리 사회를 잠식한 동안 집에 머무르는 시간이 늘어나면서 공간에 대한 개인의 욕구도 다채로워졌다. 집이란, 예전에는 직장에서 돌아와 편히 쉴 수 있는 휴식처였다면, 이제는 내가 일하고, 놀고, 쇼핑하고, 영화, 요리, 운동 등 다양한 여가를 즐기는 다채로운 공간이 되었다. 사회적 거리 두기로 고립되다 보면 우울과 무기력에 빠지기도 하지만, 혼자만의 시간을 즐기게 되면서 스스로를 성찰하고 내면 깊숙이 숨어 있던 자신의 욕구, 가치에 대해 골몰하기도 한다.

　타인의 시선을 의식하지 않는, 나만의 행복과 자기만족을 위한 소비는 '가치 소비'로 이어졌다. '가치 소비'란 소비자들이 자신의 가치 판단 기준에 따라 사전 정보를 습득, 비교해보고 구매하는 합리적인 소비 방식을 가리킨다. 상품 하나를 구입하더라도 가격, 브랜드, 이미지 등에 휘둘리지 않고 본인만의 가치를 부여한, 만족할 만한 제품을 선택하는 것이다.

　코로나19 팬데믹으로 인한 사람들의 가치 변화는 소비 행태에서도 나타난다. 대한상공회의소는 20~69세 성인 남녀 1,000명을 대상으로 소비 행태 변화를 조사하고 코로나 시대의 소비 트렌드를 분석, 8대 키워드로 그 결과를 발표한 바 있다.[*] 그중 눈여겨볼 것 몇 개를 꼽아본다면 먼저 '홈코노미'를 들 수 있다.

　홈코노미(Homeconomy)는 홈(home)과 이코노미(economy)의 합성어로, 코로나19 팬데믹으로 집이 휴식과 여가, 다양한 경제활동의 장소로 부상했음을 의미한다. 응답자의 93.6%가 코로나19 이후 집에 머무는 시간이 늘어났으며 집에서 쇼핑, 영화 감상, 게임, 요리, 운동 등을 즐긴다고 답했다. 두 번째 키워드는 '온라인 쇼핑'이다. 응답자의 78.4%는 코로나19 이전 대비 온라인 쇼핑 이용이 증가했으며, 구매 빈도가 높은 상품은 식음료품을 최우선으로 꼽았다. 온라인 쇼핑 이용이 증가한 이유로는 '배송이 편리해서(58%)', '코로나19 때문에 사람이 많은 매장을 피하고 싶어서(57.2%)', '온라인 가격이 더 저렴해서(50.3%)' 등이 많았다.

---

* 대한상공회의소, 2021년

코로나19로 인한 소비 트렌드 세 번째 키워드는 '모어 헬스(More Health)'로, 자신과 가족의 건강에 대한 관심도를 나타낸다. 응답자 1,000명 중 78.1%가 코로나19 팬데믹 이전에 비해 건강에 더 많이 신경 쓰게 되었다고 답했다. 그에 대한 사례로 응답자의 49.3%는 건강기능식품 구매 빈도가 증가했고, 29.7%는 유기농 또는 친환경 관련 식품과 제품을 구매하는 일이 많아졌다고 응답했다.

헬스 라이프 변화, 소비 생활에서 드러나

사회적 거리 두기로 스포츠 여가 시설 등이 폐쇄되면서 집에서 운동하기 위해 홈짐을 꾸리는 사람들도 많아졌다. 바벨이나 덤벨, 요가 매트는 물론 수백만 원을 호가하는 멀티랙까지 구비하는 등, 이로 인해 홈짐, 홈 트레이닝, 다이어트 용품 등의 판매가 호조를 보였다. 혼자 하는 운동은 지루하고 금세 포기할 수 있기 때문에 영상 플랫폼에서 홈 트레이닝 채널을 구독하거나 웨어러블 기기와 AI 운동 코치를 활용하는 경우도 늘어났다. 근력운동 횟수를 세어주거나 유산소운동 속도와 심박수를 알려주는 스마트워치는 이제 흔히 볼 수 있는 필수품 중 하나다. 이베이코리아가 옥션과 G마켓의 판매 데이터를 기반으로 분석한 결과 코로나19 시기 건강·의료 용품 전체 판매량이 148%가 급증한 것으로 나타났다. 여기에 면역력 개선을 위한 영양제 등이 인기를 끌면서 건강기능식품 판매량도 18%나 증가했다. 장어, 삼계탕, 전복 등과 같은 보양식도 판매량이 22% 증가했다.

건강에 대한 관심은 코로나19 팬데믹 이후 지속적으로 이어졌는데, 무엇보다 건강기능식품의 섭취는 전 세계적으로 보편적인 일상이 되었다. 인도 금융서비스기업*이 발표한 보고서에 따르면 인도가 전 세계에서 가장 빠르게 건강식품 시장이 성장하는 국가가 될 것으로 전망하고 있다. 또한 2022년 한 국내 보고서에 의하면 중국에서도 면역력 증진에 대한 관심이 높아짐에 따라 89%의 중국 소비자가 건강에 도움이 되는 기능성식품에 대해 더 높은 구매 의향을 보이고 있으며, 대만의 경우 건강기능식품을 구매하는 25~40세 젊은 층의 비율이 39%에 달하고, 인도네시아는 중산층을 중심으로 건강식품 수요가 증가하는 추세이다.**

한국건강기능식품협회의 〈2023 건강기능식품 시장현황 및 소비자 실태조사〉 보고서에 따르면 팬데믹을 거치면서 국내 건강기능식품 시장 규모는 지난 몇 년간 꾸준한 상승세를 보였다.

2019년 4조8,936억 원, 2020년 5조1,750억 원, 2021년 5조6,902억 원, 2022년 6조1,498억 원, 2023년 6조2,022억 원을 기록했다. 코로나19 팬데믹 이전인 2019년과 비교하면 국내 건강기능식품 시장 규모가 5년 동안 무려 27% 가까이 증가한 것이다. 보고서에서 또 하나 눈여겨볼 만한 사실은 6,700가구를 대상으로 한 조사에서 건강기능식품 구매 경험 비율이 약 81.2%에 달한다는 것이다. 10가구 중 8가구는 연 1회 이상 건강기능식품을 구매하고 있으며, 이는 2020년부터 꾸준히 증가한 결과라 할 수 있다. 또한 유로모니터는 글로벌 건강기능식품 시장이 2023년 1,334억 달러 규모에서 2024년 1,411억 달러, 2025년 1,487억 달러, 2026년 1,565억 달러, 2027년 1,646억 달러로 매년 5% 넘게 성장할 것으로 전망했다.***

---

* 아벤두스캐피털 보고서, 2022년
** 한국해양수산개발원 해외시장분석센터 '증가하고 있는 건강식품 수요', 2022년
*** 대한상공회의소 '리테일톡', 2023년

코로나19 팬데믹을 지나며 우리 모두는 마치 '건강'과 '면역'에 각성이라도 한 것 같은 일상의 변화와 소비 생활을 겪었다. 이것은 자기 건강을 직접 관리하고 투자하는 '셀프메디케이션(Self-Medication)', 건강을 중심으로 소비하는 '헬스 디깅(Health Digging)' 등의 트렌드로 이어졌다. 그저 건강·의료 용품을 더 많이 소비하는 차원이 아니라 자신의 건강을 적극적, 체계적으로 관리한다. 증상이 나타나야 병원을 찾고 질병을 치료하는 다소 소극적인 건강관리보다, 수시로 바이탈 사인(sign)을 측정하고 활동량을 점검하며, 건강검진이나 유전자 검사를 통해 질병을 예측하는 적극적인 건강관리를 추구한다. 질병을 예방하기 위해 식이 조절과 운동, 개인 위생 수칙은 당연하며, 건강기능식품을 보조적으로 섭취하고, 유해 물질을 차단하기 위해 생활환경도 개선한다. 건강은 우리 모두에게 매우 중요한 '스펙'으로 자리 잡았다.

건강 습관의 핵심은 면역이다

이제 건강관리, 헬스케어는 오늘을 살아가는 우리의 일상이 되었다. 건강에 해악을 끼치는 것은 피하고, 활력 있고 건강한 삶을 위해 몸에 좋다는 것을 취한다. 당연한 일이다. 면역을 유지하고 질병을 예방하려면 유해 환경 요소를 회피하는 것도 필요하지만, 우리 몸에 유익한 요소를 보태는 노력도 함께 해야 한다. 규칙적인 생활과 충분한 수면, 적당한 운동과 고른 영양 섭취는 면역력을 충전하는 기본 요소이다. 수면, 운동, 영양이 일상적으로 이루어지는 습관이라면, 다음 몇 가지는 면역 증진을 위해 기억해야 할 것들이다.

❶ 체온이 1℃ 낮아지면 면역력이 30% 정도 감소한다

외부 기온이 올라가거나 떨어질 때 우리 몸은 항상성을 유지하기 위해 몸 안에 비축해둔 에너지를 사용한다. 자율신경계를 비롯한 피부, 혈관, 근육 등에 에너지를 더 많이 쓰면서 체온 유지와 적응을 위해 힘을 내게 된다. 일교차가 심한 환절기, 찜통더위가 있는 한여름, 한파가 지속되는 한겨울에는 각 기관에 보내야 할 영양과 에너지가 많이 필요할 수밖에 없다. 반면 신진대사나 면역기능에 할당되는 에너지는 부족하게 된다.

체온이 1℃ 낮아지면 기초대사 기능 12% 감소, 체내 효소 활동 50% 감소, 면역력은 30% 정도 감소한다는 연구 결과가 있다.* 아침저녁의 일교차, 실내외 온도차로 인한 급격한 체온 변화를 늘 조심해야 한다. 우리 몸은 체온이 낮을 때보다 높을 때 면역기능이 더 잘 활성화된다.

❷ 병원균이 가장 쉽게 침투하는 호흡기를 보호하라

급격한 온도 변화는 호흡기에도 직접적인 영향을 미친다. 따뜻하다가 갑자기 서늘하고 건조해지면 호흡기 점막의 섬모 기능이 떨어지는데, 이때 바이러스, 세균 등 각종 병원균의 침투가 수월해진다. 감염으로 인해 자주 병원균에 노출되는 것도 면역력을 저하시키는 일이다. 호흡기 점막이 촉촉하도록 따뜻한 차나 물을 즐겨 마시고, 실내 습도를 40~60%로 유지한다. 차 안의 에어컨이나 히터 바람이 얼굴에 직접 쏘이지 않도록 주의하며 실내 공기는 수시로 환기시켜 준다.

❸ 개인위생 수칙 준수가 무엇보다 중요하다

질병관리본부에서 소개하는 감염 위험을 줄이는 개인위생 수칙은 다음과

---

* 아보 도오루 <체온면역력> 2016년, 중앙생활사

같다. 우선 손을 자주 씻는다. 외출 후, 화장실 이용 후, 기침이나 재채기 후에는 반드시 손을 씻는다. 손을 씻을 때는 비누를 이용하고 20초 이상 손을 문지른다. 손을 씻을 수 없는 상황이라면 손 세정제를 이용한다. 사람들과의 접촉이 빈번할 때에는 가급적 마스크를 착용하는 것이 좋다.

 마스크는 호흡기로 병원균이 침입하는 것을 차단한다. KF80 이상의 마스크는 미세먼지가 체내에 유입되는 것을 일정 부분 차단해 면역세포가 손상되는 것을 예방한다. 그 밖에 외출 후 돌아오면 즉각 세안과 양치질을 하고, 오염물질이 묻은 옷도 잘 털어내거나 세탁한다. 특히 영유아, 고령층, 만성 호흡기 질환자 등과 같은 노약자는 미세먼지 수치가 높을 때 외출을 자제해야 한다.

❹ 적당한 움직임이 피로와 스트레스를 해소시킨다
 피로와 스트레스 역시 면역 저하의 주범이다. 주기적으로 피로와 스트레스를 해소해야 하는데 간혹 방법을 잘못 선택하는 경우가 있다. 편히 누워 뒹굴거리기보다 적당히 몸을 움직여야 피로가 풀리고 스트레스가 해소된다. 집에서 홈 트레이닝을 하거나, 인적이 드문 시간대, 장소에서 햇볕을 쬐고, 산책을 하며, 가볍게 땀을 내는 것도 효과적이다. 자꾸 누워 있으려고만 하고 아무것도 하지 않으면 신진대사 기능이 더 떨어져 만성 피로의 악순환을 겪게 된다.

❺ 면역 증진에 도움 되는 식품을 섭취하라
 우리가 건강기능식품을 섭취하는 이유는 우리 몸에 꼭 필요한 영양소를 식탁에서 충분히 얻을 수 없기 때문이다. 성장기 어린아이, 체력 소모가 많은 운동선수, 과로와 스트레스에 시달리는 수험생과 직장인, 기력이 떨어진 고령층이라면 꿀, 마늘, 양파, 붉은 과일, 버섯, 견과류, 감귤류, 푸른 채소류, 붉은 살코기, 해산물 등으로 면역에 필요한 영양소를 고루 섭취하고 장 면역과 건강을 위해 수용성 섬유질이 풍부한 식품들도 함께 섭취한다. 바쁜 생활 때문에 스트레스를 많이 받는 데다 식품으로 고른 영양소를 섭취하기 어렵다면 면역 증진이나 피로 개선을 위한 필수영양소, 기능성 성분 등을 따로 섭취해야 한다.

HEMO HIM
헤모힘

02
What is Immunity?

면역이란 무엇인가?
What is Immunity?

1 우리는 왜 병에 걸리는가
2 공격력을 갖춘 방어 시스템, 면역계
3 면역계를 돕는 일상 속 면역 관리
4 적극적인 면역 관리, 건강기능식품의 선택

CHAPTER 2

면역이란 무엇인가?
WHAT IS IMMUNITY?

같은 공간에 머물렀는데 왜 누구는 감기에 걸리고 또 다른 누구는 괜찮은 것일까? 수두를 한 번 앓고 나면 다시 감염되지 않는데 왜 감기는 자꾸 걸리는 것일까? 예방접종을 하면 독감을 피할 수 있는 이유는 무엇일까? 며칠 푹 쉬기만 해도 감기가 저절로 낫는 이유는 무엇일까?

이 모든 질문에 대한 해답은 면역(免疫)이 쥐고 있다. 바이러스, 박테리아(세균), 곰팡이 등과 같은 병원체가 침투하면 우리 몸의 면역계는 자동적으로 방어 시스템을 가동한다. 면역계가 정상적으로 작동한다면 우리 몸은 질병에 감염되지 않거나, 감염되더라도 가볍게 앓고, 증상이 심하더라도 적절한 의학적 처치로 치유될 수 있다. 코로나19 팬데믹 이후 더 절실히 깨닫게 된 면역의 힘. 면역의 의미와 면역계의 메커니즘을 이해한다면 건강한 삶에 한발 더 가까워질 수 있다.

우리는 왜 병에 걸리는가

단 한 번도 아프지 않았던 사람은 없다. 건강한 성인도 1년에 한 번 정도는 감기를 앓는다. 알레르기 체질이라면 아토피피부염, 천식, 비염 등 고질병 하나를 더 보태게 된다. 매해 추운 계절이면 유행성 독감이 찾아온다. 몇 년을 주기로 사스(SARS, 중증급성호흡기증후군), 신종 인플루엔자, 메르스(MERS, 중동호흡기증후군), 코로나19 등 신종 전염병이 전 세계를 강타하기도 했다. 이렇게 질병은 우리 가까이에 있지만, 어떤 사람은 건강하고 또 다른 사람은 치명적인 결과를 맞이한다.

오바마와 박물관장, 생사를 가른 차이

2009년 신종 인플루엔자가 멕시코에서 처음 유행할 때였다. 미국의 오바마 대통령이 이웃 나라 멕시코로 국빈 방문해 국립 박물관을 찾은 이튿날 놀라운 일이 벌어졌다. 불과 하루 전 오바마를 직접 안내했던 박물관상이 사망한 것이다. 사망 원인은 신종 인플루엔자였다. 더욱 놀라운 것은 오바마 대통령에게는 아무 일도 일어나지 않았다는 점이다. 바로 면역이 생사를 가르는 결정적 차이였다.

인간에게 질병의 발생은 면역과 깊은 관련이 있다. 면역은 외부에서 들어온 온갖 종류의 병원체에 대해 내 몸이 저항하는 힘이다. 지금 이 순간에도 우리는 바이러스, 박테리아(세균), 곰팡이 등 수많은 병원성 미생물의 공격을 받고 있다. 이들은 호흡기나 피부 점막을 통해 우리 몸속으로 침입을 시도한다. 재채기와 가래는 외부 병원체의 공격을 차단하는 첫 번째 방어 수단이 된다. 이 방어벽을 뚫고 병원체가 체내로 유입되면 면역계는 여러 가지 면역반응을 통하여 외부의 침입자를 섬멸한다. 바이러스나 인플루엔자에 의한 호흡기질환이 유행할 때 어떤 사람은 며칠 앓고 금세 호전되는 반면, 어떤 사람은 쉽게 낫지 않아 한 달 내내 콧물과 기침으로 고생한다. 왜 그럴까? 바로 개인마다 면역기능에 차이가 있기 때문이다.

암세포와 같은 내부의 적도 호시탐탐 기회를 노린다. 인간의 몸에서는 보통 하루에 5,000여 개의 암세포가 생성된다. 그럼에도 모두가 암에 걸리지 않는 이유는 면역계가 매일 생성되는 암세포에 신속하게 대응하여 제거하기 때문이다. 면역계에 이상이 있거나 그 기능이 제대로 작동하지 않는다면? 암세포는 자기 영역을 확장해가며 신체 각 부위를 잠식해버린다. 암이 발병하는 것이다. 일본의 세계적인 면역학자 아보 도오루 박사는 "면역이 제 역할을 다하지 못하면 감기나 암, 그 밖의 질환에 걸리기 쉽다"며 면역의 중요성을 강조했다. 즉 면역기능이 저하되면 감기, 폐렴, 기관지염, 방광염 등 각종 질병에 노출되기 쉽고, 암 발생률도 높아진다.

야누스의 얼굴을 가진 면역

그렇다면 오바마 대통령은 박물관장보다 면역력이 강해서 무사했던 것일까? 우리는 일상 속에서 "면역력을 높여라!", "면역력을 강하게!" 하는 구호를 종종 듣는다. 하지만 많은 의학자들은 이 표현에 주의할 것을 당부한다.

면역(免疫)은 한자에서도 알 수 있듯이 '역병(疫病)을 면하다', '질병을 비켜 간다'는 의미가 있다. 영어로는 면역을 'immunity(이뮤니티)'라고 한다. 경제학 용어 'im-munitas'가 어원으로, 이는 면세, 면제, 면책 등을 말한다. 싫은 일, 무거운 것에서 벗어난다는 뜻으로 볼 때 'immunity' 역시 질병을 피한다는 의미가 담겨 있다. 의학적으로 면역은 몸속에 들어온 병원체나 이물질(항원)로부터 우리몸을 방어하는 모든 현상을 나타낸다.

일반적으로 면역은 몸속에 유입된 항원(antigen)에 대해 항체를 생성시켜, 항원을 무력화한다. 이것이 바로 '생리적인 면역반응'이다. 그런데 어떤 경우에는 항원이 체내에서 알레르기, 즉 염증반응을 유발하는 이물질(알러젠, allergen)로 작용하기도 한다. 이 또한 면역반응의 일종이지만 굳이 말하자면 '병리적 면역반응'에 해당한다.

'면역력'의 의미를 병원체로부터 우리를 방어하는 능력, 병을 스스로 치유하는 능력 등으로 이해한다면, '그 힘을 키우고 높이라'는 구호가 매우 타당해 보일 수 있다. 하지만 면역반응은 '균형' 또는 '안정'된 상태에서 그 기능을 발휘해야 하는 것이지, 만약 면역반응이 불균형적으로 지나치게 항진되거나 과민하게 나타난다면, 즉 '병리적 면역반응'이 심해진다면 이것은 또 다른 질병, 알레르기가 된다.

알레르기는 어떤 특이적인 항원과 접촉했을 때 면역계가 비정상적으로 과민하게 반응하여 재채기, 콧물, 가려움, 발진, 두드러기, 호흡곤란 등의 증상을 유발하는 질환이다. 꽃가루를 접촉했을 때 어떤 사람은 멀쩡하지만, 다른 사람은 피부가 울긋불긋해지면서 발진이 일어날 수 있다. 또 다른 누군가는 발작적으로 재채기와 콧물을 쏟기도 한다. 보통 사람의 면역계는 꽃가루를 위험한 침입자라고 보지 않지만, 알레르기인 사람의 면역계는 꽃가루를 당장 제거해야 할 침입자로 여겨 한바탕 전쟁을 치른다. 알레르기 염증반응이 일어날 만큼 면역계가 불균형적으로 지나치게 항진된 것을 면역력이 높은 것으로 오해해서는 안 된다.

 면역계의 불균형적 항진이 문제되어 나타나는 질병에는 자가면역질환도 있다. 자기 몸 안의 정상적인 세포를 비정상적인 것으로 인식해 이에 대항하는 항체를 만들고 잘못된 면역반응을 일으키는 병이다. 과도한 업무와 스트레스에 시달리다 어느 날 갑자기 원형탈모가 시작되었다. 원형탈모는 여느 대머리의 탈모증과 달리 자가면역질환에 해당된다. 이제까지 사이좋게 지내던 모근 주변의 정상 세포를 면역계가 하루아침에 적으로 규정하면서 모발이 탈락하는 지경에 이른 것이다.

 우리 면역계가 침입자하고만 싸운다고 안심해서는 안 된다. 방심하는 사이 자가면역질환처럼 나를 공격할 때도 있고, 암세포가 종양으로 자랄 때까지 침묵하며 관용을 베풀 때도 있다. 면역계의 오작동은 수많은 질병의 원인이 된다.

공격력을 갖춘 방어 시스템, 면역계

면역이란 병원체가 몸 안으로 들어오지 못하게 하거나 몸 안에 들어온 병원체를 무력화시키는 인체의 방어 시스템이다. '방어'라고는 하지만 면역계는 결코 소극적이거나 수동적이지 않다. 무수히 많은 면역세포가 바이러스, 박테리아 같은 병원체의 침투에 적극적으로 '공격'하며 대응한다.
심지어 탁월한 저격술로 암세포까지 제거한다. 과연 면역계는
어떻게 구성되어 있으며 각 면역세포는 어떤 역할을 담당하고 있을까.

선천면역(자연면역) VS 적응면역(획득면역)

우리 몸은 기능에 따라 많은 세포 집단이 시스템, 즉 체계를 이루고 있다. 호흡기계, 소화기계, 신경계, 내분비계, 면역계 등 여러 시스템이 유기적으로 영향을 주고받으며 생체를 조절한다. 그중 골수, 흉선, 림프절, 비장 등이 속한 면역계에서는 다음과 같은 역할을 수행한다. 우선 외부로부터 병원체의 침투를 차단하거나 침입한 병원체를 제거하는 감염 대응 역할이다. 둘째, 연령의 변화 또는 질환에 의해 발생되는 염증을 완화하거나 조절하는 역할을 한다. 셋째, 우리 체내에서 발생되는 암세포 생성을 억제하고 제거하는 역할, 손상된 세포를 제거하는 역할을 한다. 넷째, 우리 몸에 중요한 기능을 지닌 장기들을 면역조절 능력으로 그 기능이 잘 유지되도록 하는 역할 등도

하고 있다.

이러한 면역계는 다시 '선천면역(innate immune system, 자연면역)'과 '적응면역(adaptive immune system, 획득면역)'으로 구분할 수 있는데, '선천면역(자연면역)'은 인체에 침입한 병원성 미생물에 대한 1차적이고 즉각적인 방어 메커니즘이다. 호흡기로 들어온 병원체를 재채기나 콧물로 배출하는 것, 구강으로 유입된 병원체를 위산이나 소화액으로 살균하는 것, 피부에 붙은 병원체를 땀의 염분이나 피지로 살균하는 것처럼 상피세포와 상피세포 표면에서 생성되는 물질을 포함하는 물리화학적 장벽을 비롯해, '보체계(complement)'와 염증반응에 관련된 다양한 혈액 성분들이 선천면역(자연면역)에 속한다. 보체계는 면역계의 일부로서, 항체와 대식세포의 기능을 촉진하고 염증반응을 증진하거나 병원체의 세포막을 공격하는 기능을 한다. 그리고 식세포군(대식세포와 호중구 등) 및 자연살해세포와 같이 다양한 세포들도 선천면역(자연면역)에 포함된다. 선천면역(자연면역)은 방어의 최전선을 담당하며 미생물의 종류를 구분하지 않고 동일한 방식으로 신속하게 대응한다.

1차적이고 즉각적인 방어 시스템에도 불구하고 체내에 유입된 미생물에 감염되어 지속적으로 노출되는 상황이라면 조금 더 고도로 발달된 방어 시스템이 작동된다. 바로 '적응면역(획득면역)'이다. 적응면역(획득면역)은 특정 미생물을 물리치기 위해 강력한 대응으로 맞서며 대응하는 과정에서 미생물의 정보와 싸움의 기술을 습득하기도 한다. 훗날 동일한 병원성 미생물을 만나게 되면 기억을 되살려 더욱 신속하고 강한 반응을 나타내게 된다. 면역세포 중 림프구(B세포, T세포)와 항체에 의해 반응이 일어나게 되는데, 항원이 들어오기 전 림프구는 미감작(未感作, 항원에 반응한 경험이 없는 것) 상태지만 병원성 미생물이나 항원에 노출되면 면역반응이 일어난다. 외부에서 침입한 미생물, 항원 등에 대한 특징을 구분하여 인식한 다음 일련의 활성화 과정을 통해 항체를 만들어내서 생긴 면역이기 때문에 획득면역이라고도 한다. 수두를 한 번 앓고 난 후 생긴 면역, 백신을 예방접종해 얻게 되는 면역 등이 적응면역(획득면역)에 속한다.

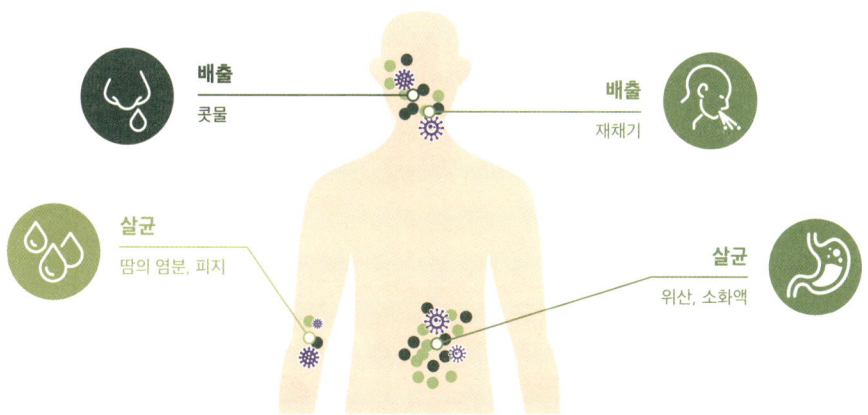

| 인체에 침입한 병원성 미생물에 대한 1차 방어 메커니즘 |

면역세포의 대명사, 백혈구

우리 몸의 면역반응을 좌우하는 것은 혈액 속의 백혈구*이다. 백혈구는 면역세포의 대명사로, 우리 몸에 병원성 미생물이나 항원이 들어오면 이를 감시해서 물리치는 역할을 한다. 그야말로 우리 몸을 지키는 국가대표 상비군인 셈이다. 백혈구에 속하는 세포들은 모양에 따라 단핵구(대식세포), 림프구(B세포, T세포, NK세포), 과립구(호산구, 호염구, 호중구)로 분류되고, 기

---

* 혈액은 액체 성분과 세포 성분으로 되어 있다. 세포 성분에는 적혈구(붉은피톨; 赤血球, red blood cell, erythrocyte), 백혈구(흰피톨; 白血球, white blood cell, leukocyte) 및 혈소판(작은 세포 조각; 血小板, platelet, thrombocyte)이 있다. 백혈구는 혈액 내에 있는 하얀 색 세포들을 총칭하는 단어이다.

능에 따라 선천 면역세포(단핵구, 대식세포, NK세포, 과립백혈구)와 적응 면역세포(B세포, T세포)로 나뉘며, 이들은 침입한 병원체에 대해 각자의 방식으로 대항한다.

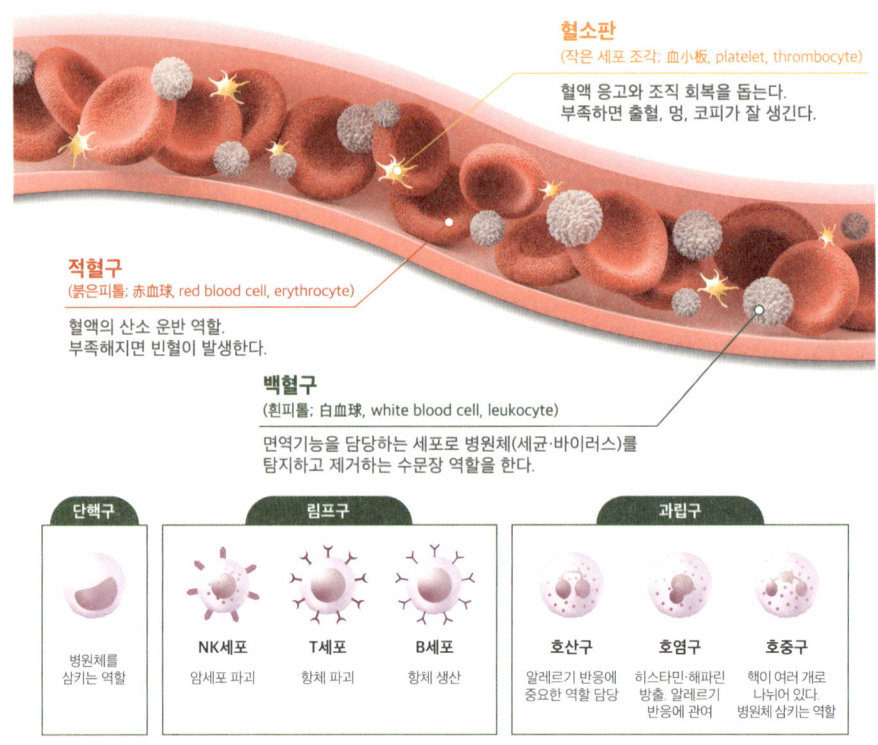

| 혈액 구성 요소와 백혈구 구성 요소 |

먼저 단핵구(monocyte)는 백혈구에서 단지 5%의 비중을 차지한다. 골수에서 성숙된 이후 혈관을 순환하다가 조직으로 이동, 대식세포 또는 골수의 수지상세포로 분화한다. 대식세포는 탐식세포, 말 그대로 병원체와 죽은 세포를 '먹어 치우는' 거대한 세포다. 혈관을 타고 돌아다니기 때문에 체내 모든 조직에 분포하며, 이물질, 박테리아, 바이러스, 노폐세포 등을 포식한다.

또한 '항원제시세포' 중 하나로, 자신이 잡아먹은 병원성 미생물이나 항원의 정보를 다른 면역세포에 제공한다. 적이 침입하면 가장 먼저 감지하고, 적을 공격하면서, 아군에게 정보를 제공하는, 선발대의 역할을 한다.

대식세포가 선발대라면, 실질적인 전투 부대는 과립구와 림프구이다. 과립구는 분해 효소로 가득한 알갱이를 잔뜩 내포하고 있다. 혈액을 타고 신체 각 부위를 돌아다니다 병원성 미생물이나 항원이 침입하면 곧장 출동해 적들을 제거한다. 림프구는 과립구가 처리하지 못하는 항원(바이러스 같은 병원체)을 처리한다. 림프구는 최정예 부대라 할 만하다.

최정예 요원, 암세포도 저격하는 NK세포

림프구(lymphocyte)는 피를 만드는 조혈 과정을 통해 조혈모세포에서 분화, 성숙해진 백혈구의 일종으로 면역세포의 중추라 할 수 있다. 전체 백혈구 중 림프구는 약 30~40%를 차지하며, NK세포, T세포(T림프구), B세포(B림프구) 등이 여기에 속한다. 여기서 주목해야 할 것은 자연살해세포인 NK세포(Natural Killer Cell)이다.

NK세포는 우리 몸의 1차 방어 시스템, 선천면역(자연면역)을 대표하는 면역세포로, 림프구의 5~10%의 비중을 차지한다. 비정상적인 세포를 인지할 수 있는 수용체와 '세포용해(細胞溶解, cytolysis)'*를 유발하는 물질을 가득 담고서 내부의 적들을 제거하는데, 바이러스에 감염된 세포뿐만 아니라 체내에서 매일 생성되는 5,000여 개의 암세포를 저격해 처리한다. 누구에게나 암세포가 생성되고 있지만 모두 암으로 진전되지 않는 것은 NK세포 덕분이

---

* 세포의 표면막이 기능을 상실하여 세포 내용물이 흘러나옴으로써 세포가 용해되는 현상

다. NK세포가 활성화될수록 암 발생은 억제되지만, NK세포 활성이 부족하면 증식하는 암세포를 제때 제거하지 못해 암의 발병률이 높아지게 된다.

그뿐 아니다. 다른 면역세포의 활성을 유도하여 체내의 면역반응과 염증반응을 조절해 우리 몸의 전반적인 면역기능을 향상시키는 것도 NK세포의 역할이다. 현재 많은 병의원에서 시행하는 NK세포활성도 검사도 이러한 NK세포의 역할에 근거한 것으로, 개인의 면역력 수준과 암 발병 위험 정도 등을 파악하는 데 중요한 데이터로 쓰이고 있다.

선천면역(자연면역)의 최정예 요원으로 면역세포 중 최강자일 것 같은 NK세포지만 안타깝게도 천적이 있다. 바로 체내에서 사용되고 남겨지는 불안정한 산소, 활성산소이다. 적절한 활성산소는 생명 활동을 유지하기 위한 생리학적 반응과 세균, 바이러스 등을 파괴하는 데 사용된다. 하지만 혈액순환이 원활하지 않거나 과도한 스트레스로 활성산소가 과도해지면 노화(老化)가 빨라지고 고혈압, 고지혈증, 당뇨 등 만성적인 대사성질환과 심근경색, 신장염, 간염, 파킨슨병 등 치명적인 중증질환을 불러올 수 있다. 면역기능을 증진시키고 건강을 유지하는 데 불필요한 활성산소를 제거하는 것이 중요하다고 할 수 있다.

적응면역을 지휘하는 T세포와 사이토카인

림프구 중 NK세포가 우리 몸의 1차 방어 시스템인 선천면역(자연면역)을 대표하는 최정예 요원이라면, 림프구 중 T세포(T림프구)는 고도로 정교해지고 강력해진 2차 방어 시스템인 적응면역(획득면역)을 진두지휘하는 중대장과 같다. T세포는 대식세포가 제공하는 침입자의 정보를 분석한 다음, 세포와 세포 사이의 정보전달물질인 '사이토카인(cytokine)'을 분비해 다른 면역세포에게 침입자의 정체를 알린다. 적이 침입하면 공습경보를 울리는 것과 동시에 침입자가 어떤 정체인지, 어떤 전략으로 싸워야 할 것인지 정보를 공유함으로써 그에 가장 효율적으로 싸울 수 있는 면역세포가 전투에 참여해 침입자를 물리치도록 독려하는 것이다. 게다가 T세포는 과거에 침입했던 적과 맞서 어떤 전략으로 싸웠는지도 기억하고 있다. 동일한 적이 침입해오면 B세포(B림프구)에게 그 전략을 가르쳐준다. B세포는 T세포로부터 배운 전략에 따라 특정한 적을 포획하기 위해 항체를 생산한다. 항체는 침입자인 병원성 미생물 또는 항원을 중화시켜 무해한 것으로 바꿔버린다.

  T세포가 이렇게 다양한 역할을 수행할 수 있는 이유는 T세포들끼리 역할 분담이 잘 되어 있기 때문이다. 역할에 따라 몇 가지 종류로 나눌 수 있는데, 다른 면역세포를 활성화시키는 '도움T세포(helper T cell)', 감염된 조직세포 및 암세포를 파괴하는 '세포독성T세포(cytotoxic T cell 또는 killer T cell)', 그리고 비교적 최근에 밝혀진 '조절(억제성)T세포(regulatory T cell 또는 suppressor T cell)'와 '기억T세포(memory T cell)', '자연살해T세포(natural killer T cell)' 등이다. 조절T세포는 도움T세포와 적정한 힘의 비율을 유지하며 자가면역반응이 일어나지 않도록 조절한다. 만약 이 세포가 제 역할을 하지 못하면 자가면역질환이 발병할 수 있다. 기억T세포는 장기간 생존해 있으면서 침입했던 항원을 재인식해 다른 면역세포가 더욱 빠르게 대응할 수 있도록 한다. 자연살해T세포는 특이하게 NK세포와 T세포의 특징을 모두 갖는다. NK세포처럼 선천면역(자연면역)에 관여한다.

선천면역(자연면역)의 최정예 요원 NK세포와 적응면역(획득면역)을 진두지휘하는 T세포 덕분에 우리 몸의 면역기능은 림프구에 달려 있다고 해도 과언이 아니다. 즉 백혈구 내 림프구의 수치가 적정 수준을 유지하고 있는지, 림프구가 잘 활성화될 수 있는 상태에 있는지가 면역기능을 좌우한다고 할 수 있다. 참고로 성인(만 15세 이상) 기준 적정 림프구 수치는 1,500~4,000/uL이고, 백혈구 중 림프구 비율 정상 수치는 20~40%이다. 우리가 이야기하는 면역기능의 개선은 '림프구 등 면역세포의 활성화 준비 상태 개선'의 또 다른 표현인 셈이다.

면역기능에 이상적인 최적의 조합

백혈구의 또 다른 구성원으로 과립구(顆粒球, granulocyte)가 있다. 백혈구 중 무려 50~60%가량이 과립구이다. 과립구는 염색했을 때의 색깔에 따라 호산구, 호염구, 호중구로 나눌 수 있는데, 과립이 붉게 염색되는 것을 호산구(eosinophil, 好酸球), 파랗게 염색되는 것을 호염구(basophil, 好鹽球), 둘 다 아닌(보통 황갈색, 분홍색으로 염색된다) 것을 호중구(neutrophil, 好中球)라고 한다.

백혈구 중 가장 많은 비중(55~60%)을 차지하는 호중구는 식세포(食細胞, phagocyte)의 일종으로 선천면역(자연면역)의 주요한 역할을 담당하는 대표적인 과립구 세포이다. 수명은 짧지만 운동성이 활발해 인체에 감염과 염증반응이 일어나면 누구보다 빨리 이동해 병원체와 맞서 싸운다.

호산구는 외부 병원체, 특히 기생충 감염이나 특정 염증반응에 대항하는 역할을 한다. 제한적으로 식세포 작용에 참여하고, 사이토카인의 한 종류인 '인터류킨-5(interleukin 5, IL-5)'를 분비해 T세포, B세포, 호중구, 호염구, 비만세포 등 다른 면역세포 기능을 조절하기도 한다. 항원제시세포(antigen presenting cell)로서 종양세포를 파괴하는 데 관여하고 손상된 조직세포를 복구하는 데 도움을 준다.

호염구는 백혈구 중 약 0.5~1%를 차지하는 미미한 존재지만 단일 크기로는 가장 큰 세포이다. 세포 표면에 lgE(면역글로불린 E) 수용체가 있어 호산구와 함께 항원에 관한 면역반응을 조절하며 급성 또는 만성적인 알레르기 반응에 작용한다. 사이토카인 중 IL-4, IL-8, IL-13 등을 생산한다.

지금까지 살펴본 것처럼 백혈구의 구성원, 즉 단핵구(대식세포), 림프구, 과립구 모두가 제 역할을 묵묵히 수행하고 있다면 우리의 면역기능은 아무 문제가 없는 것일까? 여기서 간과하지 말아야 할 사실이 있다. 백혈구의 각 구성원들이 최적의 비율로 조화를 이루고 있는지도 살펴야 하기 때문이다.

전쟁에서 부대의 핵심 전략, 병력의 수, 전투 배치 등은 매우 중요한 전략이 된다. 부대의 특장점에 맞춰 어떤 임무를 맡길 것인지, 몇 명을 어디에 투입할 것인지 등 미리 작전을 세우지 않는 지휘관은 없다. 우리 면역계도 마찬가지다. 림프구와 호중구(과립구)가 병원성 미생물, 항원 등을 제거하는 데 결정적인 역할을 하지만, 적절한 비율이 유지되지 않으면 부작용이 올 수도 있다. 예를 들어 과립구가 너무 많으면 활성산소라고 하는 산화물질이 과도해져 다른 세포조직을 파괴해 노화를 촉진하고 질병을 유발할 수 있다. 그렇다고 과립구가 감소하면 활성산소도 지나치게 줄어들어 적절한 생리활성이 떨어지게 된다. 림프구의 비율이 지나치게 높으면 사소한 이물질에도 과민하게 반응해 알레르기를 유발할 수 있다. 심지어 미성숙한 림프구가 과도하게 생성되면 그 자체가 급성 림프성 백혈병이 된다.

가장 정상적이고 바람직한 면역기능을 수행하기 위해서는 단핵구(대식세포), 림프구, 호중구(과립구)가 이상적인 비율 5:35:60으로 유지되어야 한다. 이것이 가장 균형 잡힌 상태로, 면역이 정상적으로 작동되어 우리 건강이 유지되는 상황이라고 할 수 있다. 면역세포의 균형 잡힌 비율, 즉 이상적인 면역 상태가 면역 관리의 핵심이다.

'인공적인' 것은 불완전하다

면역은 우리 몸의 면역계가 병원성 미생물이나 항원에 맞서 유기적으로 작동하여 나타나는 생물학적 기능이다. 우리가 별다른 질병 없이 살아오는 동안 면역계의 조직과 면역세포들은 서로 유기적으로 작용해, 수많은 병원체와 항원들을 제거해 왔다. 그뿐 아니다. 한번 싸웠던 침입자의 정보를 수집, 기억하고 전투 기술과 섬멸 방법을 터득해 자신들의 노하우로 축적했다. 선천면역과 자연적으로 획득한 면역 덕분에 우리는 지금 이 순간에도 건강하게 일상을 영위하고 있다. 면역 관리에 힘쓰고 위생 수칙을 잘 지킨다면 주변에 널려 있는 무수한 병원체나 항원들이 뭐 그리 대수이겠나 싶기도 하다.

면역이라는 생물학적 기능 덕분에 인류는 죽음에 이르게 하는 치명적인 세균, 바이러스 같은 병원성 미생물, 항원 등을 극복해왔다. 지난 몇 년간 코로나19가 유행할 때도 그러했다. 전 세계는 코로나19 바이러스에 대항할 백신 개발에 주력했다. 백신접종은 병원성 미생물 등에 의한 감염성 질환을 예방하기 위해 미생물의 병원성을 죽이거나 약하게 해 인체에 투여하는 요법이다. 백신접종의 최우선 대상자는 면역기능이 저하된 노약자들이다.

면역세포는 체내에 침입한 병원성 미생물을 제거할 뿐만 아니라 다른 면역세포들과 정보와 전투 기술을 나누고, 전투 능력을 업그레이드한다. 백신은 면역세포의 능력을 활용한 인공적인 훈련법이다. 즉 죽거나 약해진 병원체를 백신으로 투입, 우리 면역계와 면역세포가 이 병원체에 대한 정보를 축적하고 전투 경험을 쌓게 하는 것이다. 전투의 과정에서 처음에는 미열이나 근육통 등이 올 수 있지만 면역세포의 작용 덕분에 전투가 끝나면 경험치가 올라가게 마련이다. 훗날 동일한 병원성 미생물을 만났을 때 면역 조직은 이전보다 더욱 쉽게 적을 제압할 수 있게 된다.

그러나 면역반응을 활성화하기 위한 인공적인 훈련 방법은 용병을 쓰는 것과 같아서 아무 때고 사용할 수는 없다. 언제 벌어질지 모르는 전투에 용병만 투입하다가는 정작 자기 부대 대원들의 사기와 전투력은 저하될 수밖에 없다. 또한 백신, 치료용 혈청 등을 활용하여 인공적으로 획득한 면역은 우리가 자연적으로 획득한 면역에 비해 다소 불완전하다. 수두를 한 번 앓고 나면 다시 수두에 걸리는 일은 없지만, 방어 효과가 높은 수두 백신접종을 한 경우에는 낮은 확률로 수두에 걸릴 수 있다. 단, 접종을 하지 않은 경우보다 가볍게 앓고 지날 수 있다.

백신은 팬데믹이 예상되거나 치명률이 높은 질환에 대비해 '특정 병원체'

에 대한 면역반응을 단기간에 끌어올리는 데 유용하다. 소아를 위한 다양한 예방접종과 독감 예방접종 등이 우리에게 필요한 이유다. 하지만 전반적인 생체 기능을 향상시키면서, 각종 질병에 걸리기 쉬운 체내 환경을 정비하고, 낯선 병원체와 항원에 대한 방어 능력을 키우기 위해서라면 백신접종만으로 해결되지 않는다. 자신의 면역계와 면역세포가 정상적으로 가동될 수 있도록 성실하고 일관되게 노력해야 한다.

면역계를 돕는 일상 속 면역 관리

면역은 질병을 예방하고 질병이 순조롭게 치유될 수 있도록 돕는다.
2400여 년 전, 서양 의학의 아버지 히포크라테스(Hippocrates)가
'면역은 최고의 의사'라고 말한 것도 면역의 방어 능력과 자연 치유 능력을
알았기 때문이다. 이런 면역 본연의 기능을 증진하려면 체내 면역계와
면역세포가 이상적이고 균형 잡힌 시스템 안에서 작동되어야 한다.
건강관리는 면역계 관리다.

수면, 영양, 운동이 면역 관리의 기본

면역계와 면역세포가 정상 가동 중이더라도 우리는 가끔 감기에 걸리고 겨울이면 유행성 독감에 시달리기도 한다. 누군가는 암으로 고통받을지 모른다. 왜 그럴까? 면역계가 자기 마음대로 변덕을 부리거나 태업을 하는 것일까? 안타깝게도 그렇다. 다만 '자기 마음대로'가 아닌 자율신경계의 조정에 의해 움직일 뿐이다.

자율신경계는 심장박동, 소화관 운동, 소화액 분비, 체온조절, 수분과 전해질의 균형 등 우리의 의지와 관계없이 생명 유지를 위한 생리현상을 조절하는 신경계이다. 교감신경과 부교감신경으로 나뉘는데, 이들은 서로 '길항(拮抗) 관계(서로 상충되는 작용으로 항상성이 조절되는 것)'에 있다. 교감신경

이 심장박동을 촉진하면 부교감신경이 억제하는 식이다. 교감신경이 흥분이나 활동성에 관여해서 에너지를 소비할 때 작용한다면, 부교감신경은 휴식이나 수면 중에 활성화되어 긴장을 완화할 때 작용한다.

무엇보다 자율신경계는 몸속 세포의 기능을 조절한다. 백혈구에 속하는 단핵구(대식세포), 과립구, 림프구의 비율을 조율하는 것도 자율신경계의 일이다. 교감신경이 작용하면 과립구가 증가하고, 부교감신경이 작용하면 림프구가 증가하는 식이다. 충분한 수면과 맛있는 음식은 림프구의 증가를, 역동적인 스포츠 활동은 과립구의 증가를 불러온다. 야근과 회식을 반복하며 쉴 틈 없이 일하는 직장인이라면 교감신경이 활발해져 과립구가 비정상적으로 증가하게 된다. 반대의 경우도 마찬가지다. 걱정과 고민으로 우울과 무기력에 시달린다면 부교감신경이 우세해져 림프구가 과도하게 증가한다. 어느 한쪽이 지나치게 높아져 균형이 깨진다면 면역 저하, 면역 불균형이 따라온다. 건강에 이상 신호가 오게 된다.

면역반응이 균형적으로 활발하게 일어날 수 있도록 준비된 상태로 유지하려면 잠을 충분히 자고, 고른 영양의 식사를 하며, 주기적으로 운동하라는 소리를 누누이 들어왔다. 이 수칙이 면역계의 이상적인 조합을 위한 기본 중 기본인 셈이다.

스트레스는 자율신경계를 조종하는 최상위 포식자

면역계가 자율신경계의 조정을 받는다면 스트레스는 자율신경계를 조종하는 최상위 포식자와 같다. 스트레스가 강한 긴급한 상황이 닥치면 자율신경계의 교감신경은 신체를 대비 모드로 변환한다. 심박수를 늘리고, 심장 수축력을 증가시키며, 기도를 넓혀 호흡을 쉽게 하도록 해주는 식이다. 그런데 스트레스의 강도가 높고 장기화되면 교감신경이 지속적으로 활성화된다. 스트레스는 코르티솔(cortisol) 호르몬을 분비하게 하는데, 이 호르몬 수치가 만성적으로 높으면 교감신경이 항진된다. 교감신경의 항진이 길어지면 고혈압이나 심장질환으로 이어질 수 있다.

적절한 시점에 부교감신경이 활성화되어 균형을 맞추어야 하지만, 스트레스에 계속 노출되어 있다면 쉽지 않은 일이다. 교감신경과 부교감신경은 어느 한쪽이 활발해지면 다른 한쪽은 억눌리는 방식으로 생리현상의 항상성을 유지한다. 잦은 스트레스는 이런 항상성을 깨뜨리고 이것은 결국 면역 조직과 면역세포의 불균형으로 이어진다. 질병의 예방과 치료에서 심신 안정을 강조하는 것도 스트레스의 여파가 만만치 않기 때문이다.

그렇다고 모든 스트레스에 대해 지나칠 정도로 방어적 태도를 취할 필요는 없다. 스트레스에는 '긍정적 스트레스(eustress)'와 '부정적 스트레스(distress)'가 있다. 당장은 부담스럽지만 적절히 대응하면 상황이 나아질 수 있는 것이 긍정적 스트레스이다. 상황이 해결된다면 심리적으로도 전화위복의 기회가 된다. 그러나 적절한 대처, 적응에도 불구하고 상황이 지속되어 불안이나 우울, 분노 등을 겪는다면 부정적 스트레스이다. 예를 들어 중요한 시험을 앞두고 긴장하게 되는 것은 긍정적 스트레스다. 당장은 떨리고 두렵지만 오히려 느슨해진 마음을 바짝 조이고 시험에 집중할 수 있다. 반면 직장 스트레스나 대인관계의 어려움으로 인한 우울, 무기력, 분노 등은 부정적 스트레스다. 이런 정신적 위기는 자율신경계의 조화를 깨뜨려 불균형을 가져온다. 육체적, 정신적으로 스트레스가 장기화되면 만성 피로를 비롯해 다양한 신체 증상으로 이어지게 된다.

 스트레스를 받지 않고 살아가는 사람은 없다. 때로는 자신의 힘으로 해결되지 않는 스트레스도 있다. 건강을 위해 스트레스를 해소하고 싶다면 교감신경과 부교감신경의 항상성을 떠올리면 된다. 1억 때문에 경제적 곤란으로 스트레스를 받고 있다 가정 해보자. 당장 1억이 생기지 않는 이상 스트레스가 해결되지 않는다고 단정해서는 안 된다. 대인관계와 신체 활동량을 늘리는 것으로도 현재의 스트레스를 어느 정도 완화할 수 있다. 스트레스 A에 해결책 A가 아닌, 자율신경계에 같은 효과를 불러올 수 있는 해결책 B로 대체하면 된다.

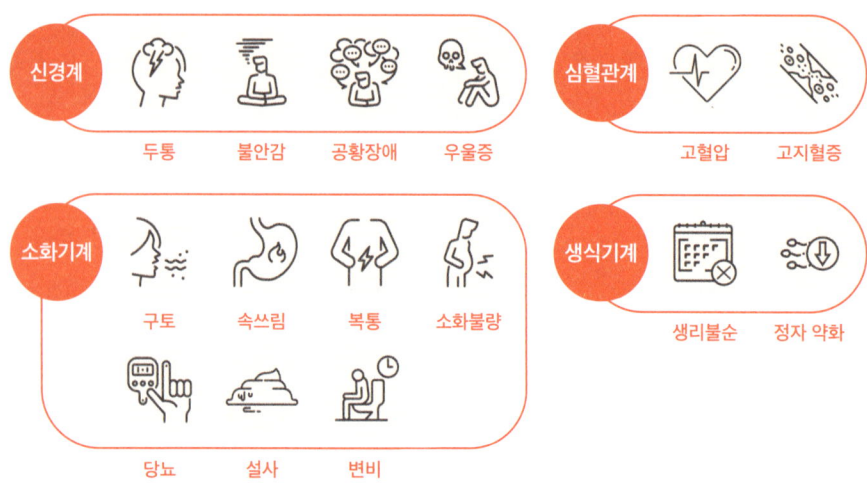

| 스트레스로 인한 여러 질병 |

조혈작용은 면역세포가 생성되는 과정

 우리 몸의 모든 조직을 돌아다니는 백혈구, 즉 대식세포, 림프구(NK세포,

T세포, B세포), 과립구 등 면역반응에 관여하는 다양한 면역세포들은 어디서 오는 것일까. 침입자와 싸우다 혹은 수명이 다해 사멸한 면역세포들은 어떻게 금세 충원이 이루어지는 것일까.

'골수이식'에 대해 들어본 적 있을 것이다. 백혈병, 악성림프종, 다발성골수종, 재생불량성빈혈 등 혈액종양 환자에게 건강한 사람의 골수를 주입해 질병을 치료하는 방법이다. 이때 골수(骨髓, bone marrow)는 뼛속을 채우고 있는 스펀지처럼 부드러운 조직을 이른다. 단순히 뼈 내부를 가득 메운 충전제일 것 같지만 골수에는 조혈모세포가 있어 혈액 내 여러 세포들(적혈구, 백혈구, 혈소판 등)을 생성하는 조혈작용이 일어난다. 조혈모세포는 골수 조직 내 모든 세포들 중 1만분의 1에 불과하지만 일생 동안 매일 수십억 개의 새로운 혈구를 생산해낼 만큼 무한 동력을 자랑한다. 체중 1kg당 적혈구는 하루 20억 개, 백혈구는 8~9억 개, 혈소판은 70억 개 정도 생산된다. 각 세포의 수명은 천차만별이다. 백혈구가 수 시간에서 수일, 심지어 최대 수년 정도라면, 혈소판은 약 10일, 적혈구는 4개월가량 된다.

골수 이식을 '조혈모세포(造血母細胞, hematopoietic stem cell, 조혈줄기세포라고도 한다)이식'이라고도 하는데, 이는 환자에게 혈액과 면역계의 모체세포를 주입함으로써 정상적인 조혈기능을 되찾도록 하는 것이 치료 목적이기 때문이다. 조혈모세포는 자가 복제와 증식이 가능하며 혈액 내 여러 세포는 물론 다양한 조직세포로 분화할 수 있는 능력을 갖고 있어 이식된 곳에서도 왕성하게 자신의 세력을 확장할 수 있다.

지금 이 순간에도 우리 몸속 면역세포들은 병원성 미생물이나 항원, 암세포 등과 전투를 벌이고 있다. 자신의 임무를 다한 세포들은 끊임없이 소멸되기도 하지만 골수, 림프계와 같은 조혈기관을 통해 끊임없이 생산되어 재배치된다.

우리 면역계가 잘 가동되려면 면역세포의 생성이 순조로워야 하는 것은 당연하다. 바꾸어 말하면 조혈작용이 원활해야 한다. 조혈작용을 위해서는 신장의 세뇨관에서 분비되는 당단백 호르몬이나 철분, 아미노산, 비타민 B_6, 비타민 B_9, 비타민 B_{12} 등과 같은 각종 호르몬이나 영양소가 필수적이다. 신장이 건강해야 하고, 철결핍성 빈혈을 경계해야 한다.

건강한 신장을 위해서는 하루 1.5~2L의 충분한 물을 마시고, 고혈압, 비만, 당뇨 같은 생활습관병이 발생하지 않도록 규칙적인 신체 활동을 유지해야 한다. 가족력이 있다면 정기적인 검사를 받도록 하고, 현재 고혈압이나 당뇨가 있다면 약물 복용과 함께 주기적으로 혈압, 혈당을 체크하며 관리한다. 또한 과일과 채소를 충분히 섭취한다. 특히 아스파라거스, 부추, 늙은 호박, 달걀, 사과, 양파, 팥, 검은콩, 베리류 등이 노폐물 배출과 이뇨 작용을 돕는다. 시금치, 근대, 귀리, 소고기, 간, 닭고기, 고등어, 연어, 굴, 조개, 새우 등은 엽산과 철분이 다량 함유되어 빈혈을 예방하고 조혈작용을 돕는다. 가공식품이나 기름진 음식은 가급적 피하고 짠 음식, 흡연도 주의한다.

체온은 높이고 활성산소는 줄여라

일본의 면역학자 아보 도오루는 "체온이 1℃ 올라가면 면역력은 5배 좋아진다", "체온만 올려도 90%의 질병을 예방할 수 있다"고 했을 만큼 체온은 암이나 면역을 간단히 추정할 수 있는 기준이 된다. 저산소, 저체온은 암의 특징적 소견이며, 이것을 암의 유발인자로 보는 의학자들도 많다. 우리 몸의 생체 활동을 돕는 각종 효소 작용은 체온이 37~37.5℃일 때 더 활성화되며 일정하게 유지된다. 감염으로 인한 발열(체온 상승)은 면역세포가 병원성 미생물에 대항하는 과정에서 일어나는 염증반응이다. 이렇듯 체온과 면역의 연관성, 체온과 생리활성의 연관성은 여러 근거로 확인할 수 있다.

질병이 없다면 사람의 정상 체온은 36.5~37℃이다. 평상시 체온이 이보다 낮다면 체온을 올리기 위해 운동을 하거나 활동량을 늘리는 것이 필요하다. 날이 조금 쌀쌀한 듯해도 축구 시합 한 번 하고 나면 몸이 후끈거리고 땀이 나게 된다. 우리 몸은 근육을 사용할 때 열이 생산되고 열량이 소비된다. 운동은 체온 상승에 도움이 된다.

따뜻하게 옷을 입고 따뜻한 음식으로 식사한다. 생강차, 쌍화차, 계피차 등을 마셔 몸을 따뜻하게 하는 것도 좋다. 한의학에서 따뜻한 성질로 분류하는 재료(약재)들로 만든 차(茶)이다. 족욕이나 반신욕은 혈액순환을 돕고 체온 상승을 돕는다. 배가 한껏 부르게 먹는 과식 습관도 바로잡는다. 과식한 것을 모두 소화하려면 신진대사에 필요한 효소까지도 끌어들여 소모해야 한다. 자연히 신진대사 기능이 저하되고 체온이 떨어질 수 있다. 약물 복용도 줄여야 한다. 약물을 장기 복용하면 교감신경이 항진되어 스트레스 상태가 된다. 우리 몸의 효소는 일정량밖에 없다. 과식이나 군것질, 약물 복용은 효소를 낭비하게 한다.

활성산소는 세포 내에서 산소를 물질대사에 활용하면서 일부 과부하로 생성되는 화학물질로, 체내에서 일어나는 여러 생리적 과정에서 생성된다. 가령 음식을 섭취하면 소화 분해 과정에서 가스가 발생하게 된다. 체내에 들어온 영양소들이 에너지로 전환될 때 산소가 소모되는데, 이때 발생하는 부산물이 바로 활성산소다. 건강한 자연 식품을 섭취했다면 가스 발생이 적지만, 육류나 가공식품, 패스트푸드 등을 주로 섭취했다면 가스 발생이 많아진다. 활성산소는 육체적으로 힘든 일을 할 때, 우리 몸에 침투한 병원체를 없앨 때, 스트레스가 쌓였을 때도 발생한다. 활성산소가 지나치게 많이 생산되면 세포 손상, 염증, 대사이상을 불러오고 노화, 암 등 여러 질병을 유발하기도 한다. 면역세포를 감소시켜 면역기능을 떨어뜨리는 것은 물론이다.

활성산소의 생성을 억제하거나 감소시켜 세포 손상을 예방하려면 항산화 식품을 섭취하는 것이 효과적이다. 블루베리, 라즈베리, 딸기 같은 베리류에는 비타민 C나 플라보노이드 같은 항산화 성분이 다량 함유되어 있다. 아몬드, 호두 같은 견과류에도 비타민 E와 같은 강력한 항산화 성분이 들어 있다. 비타민 C와 베타카로틴이 많은 녹색 채소도 도움이 된다.[*]

노화의 징후, 면역에 대한 경계경보

나이가 들면 신체 전반의 모든 기능이 저하된다. 면역기능도 마찬가지다. 우선 1차 방어 능력인 선천면역(자연면역) 반응부터 느슨해진다. 피지, 땀, 점액 등과 같은 분비물의 양이 현저히 줄어드는 데다, 혈액세포(적혈구, 백혈구, 혈소판)를 생성하는 골수의 기능도 떨어져 새로운 조혈모세포나 면역세포를 생산할 능력이 감소된다. 부교감신경의 기능 저하는 림프구의 비율을 감소하게 한다. 이런 이유로 고령층은 몸 안에 염증이 있어도 젊은 층에

---

[*] 이시하라 니나 <잠 못들 정도로 재미있는 이야기 면역력> 2023년, 성안당

비해 백혈구 수치가 크게 상승하지 않는다고 한다.

  사람은 출생 3개월 후부터 면역이 발달하기 시작해 만 9세에 이르러 정상적인 면역기능을 갖게 된다. 기저 질환이 없다면 정상적인 면역기능은 50세 무렵까지 잘 유지되어 건강한 일상을 이어가게 한다. 하지만 50세가 지나면 개인에 따라 차이는 있겠지만 면역도 노화되기 시작한다. 신체 노화는 표면상 확인이 가능해 40세 전후로 쉽게 알아챌 수 있는 반면 면역 노화는 단박에 알아채기 어렵다. 그저 한 해 두 해 나이를 먹어가며 점점 면역기능이 떨어지고 이런저런 질병에 노출되면서 '면역력이 많이 떨어졌구나' 실감하게 될 뿐이다. 어린아이의 미숙한 면역, 노인들의 면역 노화는 자연스러운 생물학적 특성이다.

  문제는 초고령사회로 진입할 만큼 우리 사회의 노인 인구가 점차 증가하고 있다는 것이다. 퇴행성질환, 노인성질환이 빈번해질 것이 자명하며, 면역 노화 또는 면역 저하가 그 원인 중 하나인 것도 분명하다. 노인 인구와 질병의 증가는 의료비를 포함해 막대한 사회적 비용을 필요로 한다. 결국 노인층의 건강관리와 질병 예방은 우리 사회, 나아가 전 세계의 주요 관심사일 수밖에 없다.

  혹시 손으로 얼굴을 만졌을 때 눈가, 입가에 피부 처짐이 느껴지는가. 가끔씩 흰 머리카락이 보여 뽑을지 말지 갈등하고 있지는 않은가. 이러한 신체 노화의 징후는 개인마다 차이가 있지만 보통 40세 전후로 나타날 수 있다. 만약 노화의 징후가 하나라도 보이기 시작한다면 면역계에 경계경보가 울렸다고 봐야 한다.

노화 작용은 각 기관이나 조직으로 퍼져 점차 다양한 형태로 드러나게 되는데 면역 노화 역시 예외는 아니다. 아직 면역계가 건강하고 원활하게 작동할 때 면역 노화, 면역 저하를 예방하기 위해 적극적인 관리에 돌입한다. 규칙적인 운동을 하고, 양질의 숙면을 취하고, 좋은 식품을 섭취하는 것뿐만 아니라 건강기능식품 등으로 신체 내부에서부터 건강과 아름다움을 다져두는 것도 방법이다. '이너뷰티(inner-beauty)'야말로 진정한 안티에이징(anti-aging)이다.

구순이 가까운 나이에도 현역으로 활동하고 있는 이시형 박사는 40여 년간 122권의 건강 서적을 출간한 국민 주치의이다. 이시형 박사는 저서 〈면역이 암을 이긴다〉(한국경제신문)에서 노화에 따른 면역계의 변화를 짚어주며, 우리 몸은 노화로 인한 취약점을 다른 것으로 보상한다고 덧붙였다.

우선 면역 기억의 축적이다. 사람이 오래 살수록 병원성 미생물에 감염된 횟수가 많은데 그 경험치가 축적되어 외부 침입자에 대한 처리 능력이 뛰어나다는 것이다. 다행히 병원체 정보를 기억하는 세포는 수명이 길어서 유사시 항체를 빨리 만들어낼 수 있다고 한다. 또 면역세포는 줄어들지만 점막 주변의 림프조직 능력은 잘 유지된다. 림프조직은 특이적 면역반응에 관여하는 '면역적격조직'의 일종이다. 백전노장의 노련함이다.

면역 노화는 면역계의 이상적인 조합을 깨뜨리고 면역세포의 기능을 저하시킨다. 하지만 다행스럽게도 우리 몸은 면역 노화에 대해 일정 부분 자구책을 마련해두고 있다. 신체 노화가 본격화되기 전, 적극적인 면역 관리에 돌입한다면 그만큼 면역 노화나 면역 저하를 지연시킬 수 있고, 다른 조직이 면역계의 취약점을 보완해줄 수도 있다.

적극적인 면역 관리, 건강기능식품의 선택

면역 증진, 면역기능 개선을 위한 건강관리는 이제 일상이 되었다.
활력 있고 건강한 삶을 오래도록 유지하기 위해 면역에 이로운 것은 취하고,
해로운 것은 피하려고 애쓴다. 그래서 우리는 건강기능식품을 섭취한다.
내 몸이 필요로 하는 기능성 성분에 맞춰 조금 더 기능적이면서 섭취가
수월한 제품을 선택한다. 적극적인 면역 관리를 위해,
우리가 건강기능식품에 대해 알아야 할 것은 무엇일까.

수면, 영양, 운동 외의 직접적인 해결책

한 리서치 업체의 '아시아 국가 개인건강관리 실태 조사' 결과에 따르면[*] 한국, 싱가포르, 태국, 인도네시아 4개국 4,000명을 대상으로 실시한 설문 결과 코로나19 이후 아시아 국가 내 건강한 생활 습관 등 전반적인 건강에 대한 사람들의 태도에 변화가 있는 것으로 나타났다. 한국인 응답자 89%가 예방적 건강관리가 중요하다고 여기고 있는데, 예방적 건강관리는 일상생활에서 질병 예방 또는 건강 악화를 사전에 방지하기 위해 현 건강 상태를 관리한다는 개념을 말한다. 한국인이 개인건강관리를 위해 더욱 신경 쓰는 것은 건강보조식품 섭취(35%), 건강 및 질병 예방에 관한 정보 습득(30%), 건강한 식습관(26%) 순으로 나타났다.

---

[*] 필립스 '아시아 국가 개인건강관리 실태 조사' 2022년

「건강기능식품에 관한 법률」 제3조 제1호에 따르면 '건강기능식품'이란 인체에 유용한 기능성을 가진 원료나 성분을 사용하여 제조가공한 식품을 말한다. 동일 법률 제3조 2호에 따르면 '기능성'이란 인체의 구조 및 기능에 대하여 영양소를 조절하거나 생리학적 작용 등과 같은 보건 용도에 유용한 효과를 얻는 것이라고 정의되어 있다. 정리하자면 건강기능식품은 건강을 유지하는 데 도움을 주는 식품으로 식품의약품안전처는 동물시험, 인체적용시험 등 과학적 근거를 평가하여 기능성원료를 인정하고 있으며, 건강기능식품은 이런 기능성원료를 가지고 만든 제품을 말한다.[*]

면역기능을 개선하고 질병을 예방하려면 유해 환경 요소를 회피하는 것도 필요하지만, 우리 몸에 유익한 요소를 보태는 노력도 함께 해야 한다. 규칙적인 생활과 충분한 수면, 적당한 운동과 고른 영양 섭취는 면역 관리의 기본이다. 수면, 영양, 운동이 일상적으로 이루어지는 습관이라면 건강기능식품 섭취는 내 몸이 요구하는 혹은 내가 원하는 기능성 성분을 맞춤 제공한다는 점에서 적극적인 면역 관리에 해당한다. 일반 성인도 이러한데 체력 소모가 많은 운동선수, 과로와 스트레스에 시달리는 수험생과 직장인, 면역 노화나 저하가 걱정되는 고령층이라면 어떠할까. 건강 상태와 생활 습관에 맞춘 건강기능식품이 더욱 요구될 수밖에 없다.

고시형 원료 VS 개별인정형 원료

우리는 지금보다 건강하기 위해 혹은 건강을 유지하기 위해 건강기능식품을 섭취한다. 그러려면 섭취 목적에 부합하는 제품을 선택해야 하는데, 이럴

---

[*] 식품안전나라 (www.foodsafetykorea.go.kr)

때 반드시 살펴봐야 할 것이 '기능성 원료'이다. 식품의약품안전처(이하 식약처)의 〈건강기능식품공전〉에 따르면 기능성 원료는 크게 고시형과 개별인정형으로 나눌 수 있다.

고시형은 사용 기준 및 규격이 〈건강기능식품공전〉에 등재되어 누구나 사용할 수 있는 기능성 원료이다. 건강기능식품공전에서 정한 제조 기준, 규격, 최종 제품의 요건 등에 적합할 경우 별도의 인정 절차가 필요 없다. 비타민 및 무기질, 식이섬유 등과 같은 영양소를 포함해 약 95여 종의 원료가 고시형으로 등재되어 있다.

개별인정형은 건강기능식품공전에 등록되어 있지 않는, 식약처가 개별적으로 심사하여 인정한 기능성 원료이다. 영업자가 원료의 안전성, 기능성, 기준 및 규격 등의 자료를 제출해야 하며, 식약처에서는 관련 규정에 따라 엄격히 검토, 심의하여 기능성 원료로 인정한다. 개별인정형 원료의 경우 누구나 사용하는 것은 불가능하다. 반드시 원료 사용에 대해 허가받은 업체만이 원료를 제조 또는 판매할 수 있다. 현재 등록되어 있는 개별인정형 원료는 약 200여 종 정도이다.

건강기능식품의 기능성은 의약품과 달리 질병의 직접적인 치료나 예방에 목적을 두지 않는다. 신체의 정상적인 기능을 도모하거나 생리기능 활성화를 통해 건강을 유지 또는 개선하는 데 의미가 있다. 이런 기준에 따라 기능성 종류는 '질병 발생 위험 감소 기능', '생리활성 기능', '영양소 기능' 등 3가지로 구분되어 있다.

- **질병 발생 위험 감소 기능**

건강기능식품의 섭취로 질병의 발생 또는 건강 상태의 위험을 낮추는 원료. '골다공증 발생 위험 감소에 도움'을 주는 칼슘과 비타민 D가 대표적이다. 충치 발생 위험 감소에 도움을 주는 자일리톨도 여기에 해당한다.

• 생리활성 기능

신체의 정상 기능이나 생물학적 활동에 특정한 효과가 있어 건강을 유지 또는 개선하거나 건강상의 기능을 향상시키는 원료. 면역기능 / 기억력 개선 / 혈행 개선 / 간 건강 / 체지방 감소 / 눈 건강 / 피로 개선 / 피부 건강 / 장 건강 / 갱년기 여성 건강 / 항산화 / 인지능력 / 어린이 키 성장 개선 등 31개의 분야로 정리되어 있다.

• 영양소 기능

신체 성장 및 정상적인 기능 등에 관여하는 영양소 원료. 비타민, 칼슘, 단백질, 필수지방산, 식이섬유, 엽산, 판토텐산 등이 포함되어 있다.

면역기능 개선을 돕는 기능성 원료

건강기능식품은 정말 신체 건강에 도움이 될까? 의약품이 아닌 식품으로 섭취해도 성분의 기능이 유효한 것일까? 물론이다. 예를 들어 우리 몸에 해로운 외부 물질, 비정상적으로 변형된 세포들을 찾아내 그것들을 제거하는 기능을 촉진한다. 지나치게 과민하거나 미미한, 즉 바람직하지 않은 면역반응을 개선하는 데에도 도움을 줄 수 있다. 물론 기대하는 효능을 체감하기 위해서는 식약처에서 인정한 성분을 선택하고, 섭취 방법과 섭취량, 기간 등을 잘 따르는 것이 필요하다.

식약처에서 인정한 면역기능 개선에 도움을 주는 고시형 원료에는 홍삼, 클로렐라, 인삼 등이 있으며 개별인정형 원료에는 헤모힘 당귀등 혼합추출물, L-글루타민, 동충하초 주정추출물, 게르마늄 효모, 금사상황버섯, 효모베타글루칸, 인삼다당체추출물, 청국장균 배양정제물, 스피룰리나, 표고버섯균사체 등이 있다. 다음은 식약처에서 인정한 고시형·개별인정형 기능성 원료 중 면역증진 개선에 도움이 된다고 알려진 것들이다.[*]

❶ 상황버섯추출물(베타글루칸)

상황버섯은 항암 효과가 있는 것으로 알려져 시중에선 약재로 쓰이거나 차로 달여 마시는 경우가 많다. 니아신, 레티놀, 칼륨, 칼슘, 마그네슘, 비타민 A, 비타민 B_1, 비타민 B_2, 비타민 B_6, 비타민 C, 아연, 콜레스테롤 등을 함유하고 있는데, 그중 다당류의 일종인 베타글루칸이 면역기능 개선에 도움을 주는 유효 성분으로 꼽힌다.

❷ 알로에겔

알로에는 세계 여러 지역에서 식품 원료로 섭취되어 왔다. 건강기능식품 원료로 사용되는 알로에겔은 알로에베라의 잎 중 외피를 제거한 후 겔 부분을 분리, 건조하거나 분쇄, 농축하여 식용에 적합하도록 가공한 것이다. 피부 건강, 장 건강, 면역력 증진에 도움을 줄 수 있다.

❸ 인삼(다당체추출물)

인삼은 전통적, 과학적으로 그 분말이나 추출물을 안전하게 섭취해 온 약재이자 식품이다. 인삼다당체추출물은 면역력 증진, 피로 개선에 도움을 줄 수 있다. 기능 성분으로 진세노사이드 Rg1과 Rb1을 합하여 0.8~34mg/g을

---

[*] 2022년 기준 가나다 순

함유하고 있어야 한다. 사람에 따라 인삼 섭취 시 두통, 불면, 가슴 두근거림, 혈압 상승이 나타날 수 있다.

④ 클로렐라

클로렐라속 조류(藻類)를 인공적으로 배양, 건조하여 식용에 적합하도록 한 것으로, 피부 건강, 항산화, 면역력 증진에 도움을 줄 수 있다. 총 엽록소를 10mg/g 함유하고 있어야 한다. 엽록소 외에도 5대 영양소와 각종 미네랄, 비타민, 필수아미노산을 함유하고 있어 슈퍼 푸드로도 손꼽힌다.

⑤ 홍삼(진세노사이드)

면역 증진, 피로 개선, 혈액 흐름 개선, 기억력 개선, 항산화에 도움을 줄 수 있다. 보통 열이 많은 체질은 인삼(人蔘)과 맞지 않는다고 하는데, 홍삼(紅蔘)은 인삼을 증기로 쪄서 건조시키는 과정에서 성분이 변화해 두루 섭취할 수 있다는 장점이 있다. 제품 선택 시 '진세노사이드(사포닌) Rg1, Rb1, Rg3의 합'의 함량을 확인한다. 고시형 원료 중 4,000여 개 이상의 제품이 제조되었을 만큼 가장 많은 품목 수를 가지고 있다.

⑥ 헤모힘 당귀등 혼합추출물

식약처에서 인정받은 개별인정형 원료 중 면역 관련 제1호 원료로, 면역기능 개선에 도움을 줄 수 있다. 2023년 9월에는 피로 개선 기능이 더해져 2중 기능성을 인정받았다. 국내산 당귀, 천궁, 작약을 원재료로 하며, 열탕 추출한 다음 유효 성분이 강화되도록 재구성한 식물복합조성물이다. 백혈구 수가 5,000개/μL 이하인 사람을 대상으로 한 인체적용시험에서 면역세포 활성, NK세포 활성, 사이토카인 생성 개선이 확인되었다.

나에게 필요한 기능성 원료를 선택했다면 신뢰할 만한 기업에서 안전하고 위생적인 설비로 제조되어 합리적인 가격에 유통되고 있는지도 따져봐야 한다. GAP(Good Agricultural Practices, 우수농산물관리제도)나 HACCP(Hazard Analysis and Critical Control Point, 식품안전관리인증기준) 등 식품 안전생산관리, 건강기능식품의 표시기준, 건강기능식품·일반식품 소비기한 표시제, 일반식품 기능성 표시제 등도 적극적으로 확인하는 소비 습관을 갖는다. 제품을 경험한 소비자의 평가도 좋은 건강기능식품을 선택할 때 도움이 된다.

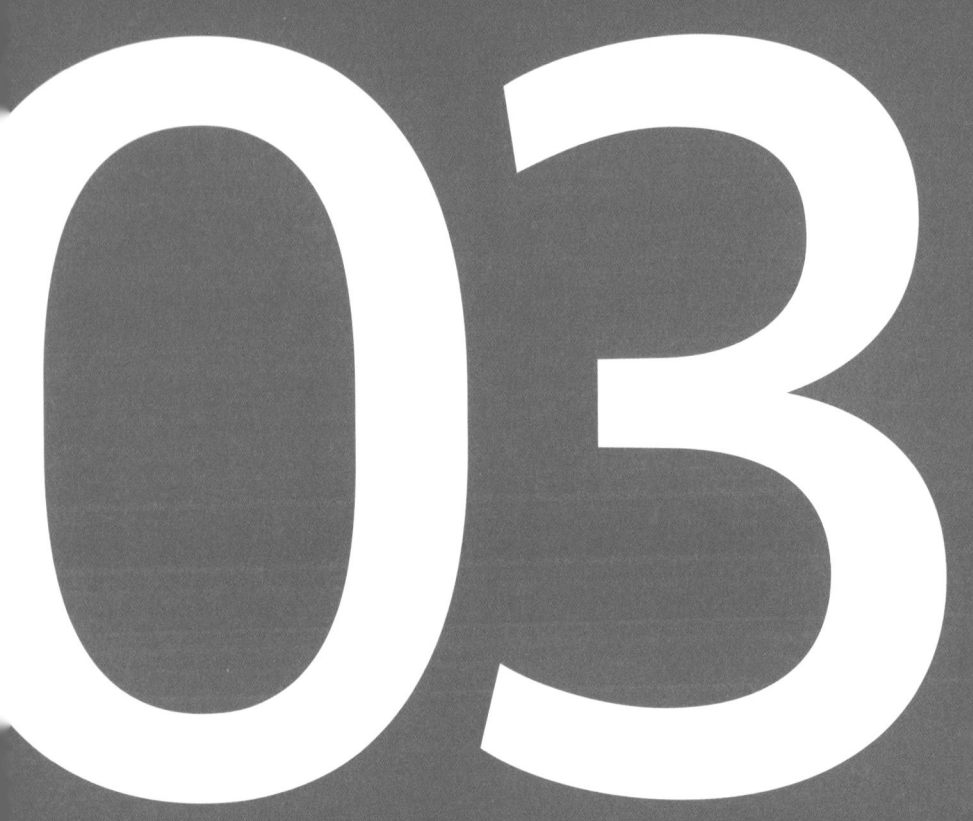

HemoHIM
헤모힘

03
HemoHIM First+Story

헤모힘, 최초의 기록들
HemoHIM First+Story

1 면역+조혈+재생 기능 돕는 新 식물복합조성물의 탄생
2 우리나라 최초 연구소기업, 헤모힘 상용화에 성공하다
3 연구논문과 특허, 놀라운 기록의 행진
4 과학적으로 입증된 헤모힘의 기대 효과와
　후속 연구를 위한 제안
5 피로 개선과 면역기능의 공조(共助),
　헤모힘 2중 기능성 건강기능식품으로 인정

CHAPTER 3

헤모힘, 최초의 기록들
HemoHIM FIRST+STORY

국내 1호 면역기능 개선 개별인정형 건강기능식품 '헤모힘'. 1997년 한국원자력연구소 식품생명공학연구팀의 국책 프로젝트 결과물은 50억 원의 연구비를 투자하고, 10여 년이라는 세월이 지나서야 우리의 손에 현실로 쥐어졌다. 헤모힘 상자에 적힌 '면역기능 개선에 도움을 줄 수 있습니다'라는 한 문장을 위한 여정이었다. 첨단 기술 '헤모힘 당귀등 혼합추출물'은 어떻게 오늘날 한국을 넘어 전 세계에서 사랑받는 명품으로 탄생했을까.

면역+조혈+재생 기능 돕는
新 식물복합조성물의 탄생

"면역기능 개선에 도움을 줄 수 있습니다."
개별인정형 건강기능식품 '헤모힘'의 기능성은 이렇게 표시되어 있다. 단순명료한 한 줄이지만, 헤모힘 제품에 이 문구를 넣기까지의 과정은 녹록지 않았다. 한국원자력연구원 식품생명공학연구팀에서 개발한 새로운 식물복합조성물 '헤모힘 당귀등 혼합추출물'의 탄생 배경과 연구 과정 이야기를 조성기 박사에게 들어본다.

조성기 박사 (前 한국원자력연구원 영년직 연구원)

한국원자력연구원의 당시 명칭은 한국원자력연구소였다. 당시 한국원자력연구소에서 수행하는 국책 프로젝트는 크게 2가지 분야로 나뉘었다. 하나는 원자력을 이용한 전기 생산, 즉 원자력 발전과 같은 원자력 에너지 기술 분야, 다른 하나는 방사선 응용기술 분야였다. 방사선을 여러 산업에 응용하는 기술 개발은 한국원자력연구소에서, 방사선을 이용한 암 진단 및 치료 관련 연구는 원자력병원(현 한국원자력의학원)을 중심으로 진행되었다. 조성기 박사는 방사선 치료로 인해 저하된 면역기능을 회복시키는 것이 중요하다고 생각했고, 방사선을 쪼여 면역기능이 저하된 실험동물을 이용, 면역 증진 기능성식품을 개발하는 프로젝트를 기획했다. 그리고 연구책임자(PI, principal investigator)로서 기한도, 성공 여부도 장담할 수 없었던 프로젝트의 완성을 위해 팀을 이끌고 연구에 매진했다.

'면역'을 선택한 이유

 조성기 박사는 약골로 태어났다. 갓난아기 때 홍역으로 죽을 위기를 넘겼고 온갖 잔병치레를 달고 살아 한창 입시 공부에 매달려야 할 고3 여름방학 때 편도절제 수술을 받기도 했다. 건강 때문에 성적이 떨어지다 보니 부모님이 원하시는 학과에 지원할 수 없었고 그 참에 자신이 가장 재미를 느끼고 잘할 수 있는 학문을 선택해야겠다고 결심했다. '왜 나는 자꾸 아플까?' 질병 감염의 원인과 경로를 탐구하다 보니 그 시절 비교적 새로운 학문이었던 바이오메디컬 분야에 관심이 쏠렸다. 결국 부모님과 담임교사의 반대를 무릅쓰고 문과에서 이과로 바꾸어 서울대학교 미생물학과에 진학했다.

 1970년대, 면역학은 탐험가의 행렬이 이어지던 신대륙이었다. 공부할수록 '면역'에 대한 관심, 도전해보고 싶다는 욕구가 샘솟았다. 같은 바이오메디컬 분야인 분자생물학, 유전학에 비해 면역학은 아직 밝혀져야 할 것이 많은 학문이라 여겨졌다. 현대에 들어와 항암 메커니즘에서 중요한 역할을 하는 것으로 간주되는 NK세포도 많은 논란 끝에 겨우 정립되는 상황이었다. 1972년 최초 발견 이후 1970년대 초중반에 이르러서까지도 학자들은 면역세포에서 NK세포를 따로 인정할 것인지 말 것인지 학술적으로 오랜 기간 동안 옥신각신하는 상황이었다. 그러다 조금씩 연구 결과가 모여지고 의견이 취합되면서 오늘날의 면역학으로 정립되었다.

 "면역학은 바이오메디컬 분야에서 가장 늦게 발전할 수밖에 없었어요. 면역계의 구성과 작용은 굉장히 복잡하고, 입체적이며, 사람마다 약간씩 다르게 나타납니다. 무엇보다 분석기술이 발달해야 면역 작용, 기능을 연구하고 이해할 수 있습니다. 분자생물학과 유전학이 뒷받침되니까 면역학적 현상을 탐색하고 밝혀내기 위해 사람들이 몰리기 시작했지요."

1982년 1월, 군 복무를 마치고 서울대학교 보건대학원에 복학하려던 조성기 박사는 교수 추천으로 한국원자력연구소에 입소하게 되었다.

우리도 할 수 있겠다는 자신감

한국원자력연구소 원자력병원(2007년 한국원자력의학원으로 분리되었다) 면역학연구실 소속 연구원이 된 조성기 박사는 그 시기에 세계적으로 면역학 붐(boom)이 일었다고 기억했다.

"1980년대에는 바이오메디컬 분야의 논문 중 가장 많은 부분이 면역학에 관련된 것이었습니다. '이뮨(immune)'이라는 용어가 들어 있지 않으면 연구 프로젝트를 따내기 어려울 정도였어요. 저 역시 면역으로 무엇인가 해보고 싶다, 작품 하나 만들고 싶다는 욕구가 샘솟던 시절이었어요. 술 마시고 집에 들어와서도 면역학에 관한 논문을 읽어야 마음이 편안해질 정도였습니다."

석사과정 중에 한국원자력연구소에 입소한 터라 학문에 대한 갈승이 여전히 남아 있었다. 게다가 주변을 둘러보니 반은 석사 졸업, 반은 박사들이었다. 연구에 대한 아이디어가 떠올라도 '다른 사람들은 어떻게 생각할까?', '세상은 어떻게 받아들일까?' 하는 의구심이 들었다. 자신도 없고 불안한 마음이 들었다.

그러던 차에 면역학연구실 실장(겸임)이었던 윤택구 박사(당시 원자력병원장)가 주말에도 연구소에서 일하던 조성기 박사의 열정에 감흥을 받았는지

단기 해외 연수를 주선해주었다. 연구소 생활 막 1년이 지났고 결혼한 지 얼마 되지 않았을 무렵이었다.

조성기 박사는 미국 뉴욕에서 준급행 기차로 50여 분 거리에 있는 '메모리얼 슬론 캐터링 암센터(Memorial Sloan Kettering Cancer Center)'의 면역학연구실(Immunology Lab)에 자리를 잡았다. 면역세포 중에서도 NK세포와 T세포를 집중적으로 연구하는, 세계에서 세 손가락 안에 꼽히는 연구실이었다. 미국의 최첨단 면역학연구실에서 조성기 박사는 자신이 가고자 하는 길이 좀 더 선명해지는 계기를 맞았다. 3개월이 지나자 윤택구 박사는 "연구실에 네가 없으니 도저히 안 되겠다"며 "경험할 만큼 경험했으면 얼른 돌아오라"고 연락을 주었다. 대신 귀국하는 길에 일본 교토에서 개최되는 세계면역학회에 들러 풀타임 다 보고 오라고 신신당부했다. 미국 연수와 세계면역학회에서 보고 배운 것들을 아주 세세하게 보고해달라는 말도 잊지 않았다.

"입소한 지 1년 지난 신입한테 해외 연수와 학회 참여는 특혜와 다름없었어요. 윤택구 박사님이 그만큼 저를 믿어주신 것 같고 더 잘할 수 있으리란 기대가 컸던 것 같습니다. 물론 제가 연수 후 3년 동안은 절대로 이직하지 않겠다는 각서를 쓰긴 했지만요. 짧다면 짧은 3개월의 일정이었지만 연구자인 제게 커다란 인사이트(insight)를 주었던 시간이었습니다. 무엇보다 '최첨단 면역학연구실에서도 우리가 하고 있는 연구와 크게 다르지 않구나', '우리도 할 수 있겠다'는 자신감이 생겼습니다. 'NK세포 잡을 거야', '암도 잡을 거야', '방사선이랑 면역도 잡아야지' 하는 의욕이 솟구쳤어요. 그렇게 연구소 생활을 하며 석사와 박사 학위도 마쳤습니다."

방사선과 면역의 관계에 집중하다

원자력이라고 하면 방사능, 방사선을 떠올리게 마련이다. 방사능이란 불안정한 상태의 원자핵이 보다 안정적인 상태의 원자핵으로 붕괴하면서 입자나 전자기파를 방출하는 능력(특성)을 말하며, 방사선은 원자핵이 붕괴하면서 방출되는 입자나 전자기파를 통칭해서 일컫는 말이다.

방사선은 질병의 진단과 치료, 비파괴검사, 살균 등에 유용하게 쓰여 왔다. 예를 들어 방사선 치료는 암이 있는 부위에 방사선을 쪼여 암세포를 파괴하고 암세포가 주변으로 옮겨가는 것을 막는 데 효과적인 방법이다. 이때 국소적으로 방사선을 쪼이거나 방사선 세기를 약하게 해 여러 번에 나누어 쪼임으로써 정상 세포의 손상을 최소화하지만, 방사선 특성상 주변의 분자에 산화적 손상을 일으키는 것은 어쩔 수 없는 일이다. 방사선에 의해 간접적 손상이 일어나는 것이다. 결국 조혈기능을 위한 조직이 손상되거나 산화적 손상이 누적되어 면역기능이 떨어지게 되는데, 다행히 방사선 치료 후 시일이 지나면서 점차 조직이 복구된다. 조혈 및 면역기능도 회복되는데 사람마다 회복 속도나 정도에 차이가 있을 수 있다. 방사선 치료 혹은 항암제 투여 후 다음 치료 전에 백혈구 수를 측정하여 정상 범위로 회복되었는지 확인하는 것도 이런 이유 때문이다.

조성기 박사도 방사선 응용 파트 중 한 분야로 '면역과 암', '면역과 방사선' 이 두 주제와 관련된 연구를 진행했다. '면역과 암'은 암 치료 혹은 예방을 위한 면역학적 방법을 찾는 것이었고 '면역과 방사선'은 '방사선에 의한 생체 손상 현상이 면역계에서는 어떻게 발생되는가', 또 한편 '손상이 있으면 어떻게 회복되는가 또 어떻게 보호할 수 있는가'에 대한 것이었다. 이 과업은 원자력병원 면역학연구실에 이어 한국원자력연구원 본원(대전)에서까지 이어졌다.

"결과적으로 평생 동안 면역 관련 연구에만 집중할 수 있었던 것이 행운이었습니다. 연구 인생 초반에 면역반응의 메커니즘 같은 기초 분야에 매달렸다면 후반에는 '면역과 방사선' 분야에 더 집중했습니다. 그러다 1996년, 방사선을 쪼여 면역·조혈 기능을 저하시킨 실험동물 모델에서 면역·조혈 기능 회복에 효과적인 '새로운 식물 소재 복합조성물(new herbal composition) 개발'이라는 기획 의도를 담아 〈방사선 이용 면역증진 기능성 식품 개발 및 위생화 연구〉라는 과제 제안서를 올리게 되었습니다. 재생조직을 방호하면서 조혈기능과 면역기능을 함께 회복·개선할 수 있는, 즉 재생조직 방호 및 회복증진, 조혈계 방호 및 회복증진, 면역기능 회복증진 및 개선 효과, 이 3가지 기능을 동시에 나타낼 수 있는 건강기능식품을 구상했지요."

국책 프로젝트로 첫 발을 내딛다

프로젝트가 본격적으로 가동된 건 1997년이었다. 한국원자력연구소는 우리나라 최초의 과학기술 연구기관이자 정부 출연 연구기관인 만큼 국가 원자력 연구개발 중장기 계획에 따라 국책 과제를 주로 수행하고 있었다. 조성기 박사가 제출한 과제도 국책 연구 프로젝트로서 정부의 심의를 받고 연구비를 책정받아야 했다. 연구비를 어느 정도 받느냐에 따라 꾸릴 수 있는 연구팀과 실험장비 등의 규모가 달라졌다. 방사선 응용분과, 즉 방사선을 물리·화학·생물 및 산업적으로 응용하는 분과의 평가위원 10여 명 앞에서 연구 과제를 발표하고 심사를 받았다.

방사선을 쪼여 면역·조혈 기능이 저하된 실험동물 모델을 만들고 그 모델에서 재생조직 방호, 조혈계 방호, 면역기능 회복증진, 이 3가지 효과를 동시에 나타내는 새로운 식물 소재 복합조성물을 만들겠다, 그리고 이 복합조성물로 조혈과 면역증진을 위한 기능성식품을 개발하겠다고 발표했다. 이 발표 내용에 평가위원들 중 몇몇은 '비약이 심하다' 등의 의구심을 드러냈다. 평가위원 중 의료인들도 반신반의했다. 기능성식품이 아니라 의약품으로 가야 하지 않느냐,라고도 질문했다.

"총 스물세 개 선정 과제 중 우리 것이 아마 스물두 번째로 뽑혔을 거예요. 과락 커트라인이 70점이었는데 73점을 받았습니다. 꼴찌에서 두 번째로 통과했어요. 연구비를 4억 원 신청했는데 결국 1억2,000만 원 책정받고, 식품공학 분야 박사후연수생 1명과 미생물학 전공하는 대학원생 1명으로 팀을 꾸려 연구를 시작했어요. 제가 한국원자력연구원 대전 본원으로 옮긴 지 얼마 되지 않았을 때라 연구 장비도 제대로 갖추지 못했던 시기였습니다. 거의 맨땅에 헤딩하는 것 같았어요. 소수의 인원으로 많은 것을 감당해야 하는 상황이었지만 과제 일부를 위탁 과제로 맡아준 김성호 교수(당시 전남대학교 수의과대학), 이성태 교수(당시 순천대학교 생물학과) 같은 분들이 적극적으로 참여해준 덕분에 순조롭게 시작할 수 있었습니다."

다행히 정기적으로 시행되는 심사에서 실적 평가가 좋아지면서 연구비 사정도 조금씩 나아졌다. 그 다음해부터 연구비 3억8,000만 원을 책정받았고 5년 후 식물복합조성물로 특허출원을 내면서 분과 내에서 평가 점수 공동 1위로 뛰어올랐다.

새로운 식물 소재 복합조성물의 개발부터 건강기능식품 상용화에 이르기까지, 약 50억 원의 연구비가 투입된 10여 년간의 국책 프로젝트는 이렇게 시작되었다. 어렵게 따낸 프로젝트이니만큼 '내가 세운 가설이 맞다' 그리고 '그 가설을 입증할 수 있는 새로운 식물복합조성물을 찾아내야 한다'는 일념으로 밤낮없이 실험에 매달렸다. 가족과의 오붓한 저녁 식사도, 주말의 한가로운 여가도 사라져버렸다.

3가지 효과를 충족시키는 재료를 찾아라

건강기능식품의 개발은 어떤 재료를 사용하느냐에 달려 있다 해도 과언이 아니다. 연구팀은 과제 기획 단계에서부터 염두에 두었던 재료뿐만 아니라 다양한 자료에서 발굴한 재료들을 샅샅이 탐색하기 시작했다. 양·한방 의학 서적, 학술 논문, 각종 문헌 정보 등 광범위한 자료들이 동원되었다. 하지만 근대 서양의학이 도입되기 전의 전통 문헌이나 한의학 서적에는 '면역'이라는 용어가 존재하지 않았다.

"혈을 보충한다는 '보혈(補血)', 기운 또는 에너지를 보강한다는 '보기(補氣)'라는 단어가 조혈, 면역과 가장 유사하다고 판단했습니다. 그래서 보혈과 보기에 좋다고 알려진 한방탕제, 예를 들어 사물탕, 사군자탕, 십전대보탕, 보중익기탕, 삼령백출산, 귀비탕 등의 처방에 어떤 약재가 쓰이는지 파악했고, 외국 문헌이나 논문 자료에서도 조혈, 면역 개선 효과가 있는 생약재, 허브 등을 찾아보았습니다. 그랬더니 1차로 총 33가지의 식물 재료가 정리되었습니다."

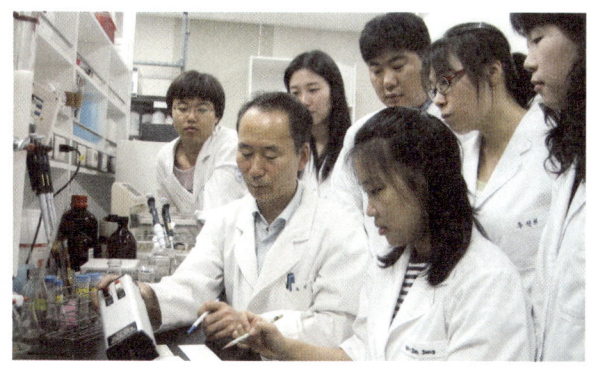
조성기 박사와 연구팀 (2006년 5월)

연구팀은 6가지 한방 탕제 및 33가지 식물 재료가 각각 어떤 효능을 나타내는지 찾아내야 했다. 우선은 각 재료의 효능을 재생조직 방호 및 회복증진을 위한 효과(X효과), 조혈계 방호 및 회복증진을 위한 효과(Y효과), 면역기능 회복증진 및 개선을 위한 효과(Z효과) 등 3가지 관점에서 측정하였다. 즉, 33가지 재료 각각에 대한 3가지 효과를 측정했다. 예를 들어 당귀 하나에 의한 X효과, Y효과, Z효과가 각각 어느 정도인지 측정하는 식이었다. 33가지 재료의 3가지 효과를 확인하려면 99번의 분석이 필요했다. 이렇게 각 재료의 3가지 효과가 수치화되면 각 재료들을 2~4개씩 조합해 어떤 조합이 가장 효과적인지 확인하는 과정을 거쳤다.

조성기 박사가 실험을 이렇게 디자인한 데에는 중요한 이유가 있었다. 생체학적으로 조혈계와 재생조직의 방호(방어·보호)가 선제적으로 이루어지면 면역기능의 회복이나 개선은 자연스럽게 따라오는 기대 효과라는 것이 일반적인 생각이었다. 그래서 이전까지의 면역 관련 실험은 조혈계와 재생조직의 방호에 초점이 맞춰져 있었다. 하지만 조성기 박사는 조혈계와 재생조직은 '구성 조직'인 반면 면역은 '기능'과 관련된 문제라고 생각했고, 바로 이 지점에서 연구의 차별성과 연구에 대한 정교함을 찾았다. 과연 X효과가 100, Y효과가 100인 재료가 조합되면 Z효과 역시 100으로 나타날지, 아니면 상승 작용으로 100 이상의 효능이 나올지 확인해야 했다. 오히려 X효과

100, Y효과 100의 효능이 만나 Z효과 70 정도에 그칠지도 모를 일이었다. 조성기 박사는 면역기능 개선을 위한 건강기능식품 개발을 위해서는 반드시 Z효과까지 충족시킬 수 있는 복합물을 찾아야 한다고 판단했다.

"이렇게 실험을 구상하면서도 한편으로는 3가지 효과를 모두 충분히 충족시키는 재료를 찾으려고 했습니다. 조상들이 몇 천 년 동안 경험적으로 만들어낸 6가지 한방탕제 중에 3가지 효과를 동시에 충족시키는 것이 있지 않을까 예상도 해보았고요. 물론 그런 실험 결과가 나왔다면 해당 한방탕제 활용을 권고하는 중간 결과를 보고하면서 사실상 과제를 중단할 수밖에 없었을 겁니다. 그런데 6가지 한방탕제와 33가지 식물 재료 중에서 3가지 효과를 모두 충족시키는 것은 찾을 수 없었습니다. '그렇다면 내가 3가지 효과를 동시에 충족시킬 수 있는, 새로운 재료 조합을 찾아내 보자', '만약 성공한다면 대단한 것이 될 수도 있겠다', 또 한편으로는 '과연 그런 조합이 있을까?', '그 조합을 찾아낼 수 있을까?' 하는 여러 가지 생각에 흥분이 되었습니다."

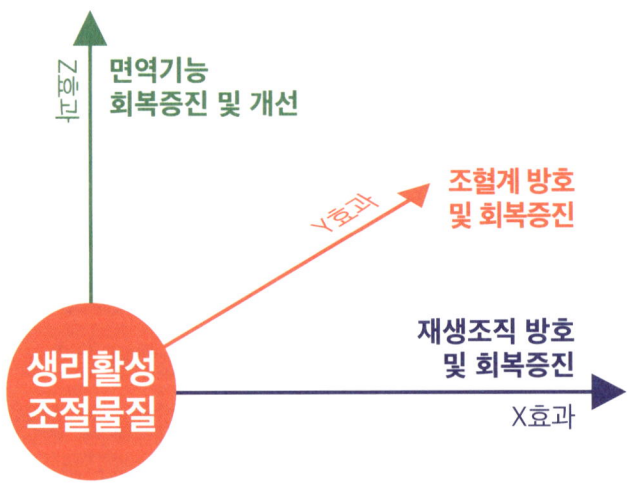

| 면역기능 개선 고효능 복합물 개발 개념도 |

X · Y · Z 효과를 동시에 충족시키는 이상적인 조합

연구팀은 3가지 측면의 효과를 각각 측정할 수 있는 실험 모델을 만들고, 각각의 실험 모델에서 재료별로 어느 정도 효과를 나타내는지 실험해 보았다. X · Y · Z 각 실험 모델에서 효과가 중상등 이상 되는 재료들만 모으니 당귀(當歸), 천궁(川芎), 작약(芍藥), 가자(訶子) 등 총 9가지 재료가 추려졌다. 이 9가지 재료는 다시 몇 개씩 짝지어졌고 각각의 X · Y · Z 실험은 재차 반복되었다.

먼저 재생조직 방호 및 회복증진 X효과에서 가장 우수한 재료, 조혈계 방호 및 회복증진 Y효과에서 가장 우수한 재료, 면역기능 회복증진 및 개선 Z효과에서 가장 우수한 재료 하나씩 혼합해서 실험을 진행했다. 예상외로 이 조합은 3가지 측면의 효과를 모두 만족할 만큼 충족시키지 못했다. 누구나 쉽게 생각할 수 있는 '좋은 것들을 모두 넣으면 효과가 더 높지 않을까' 하는 기대에 9가지 재료를 모두 혼합해 보기도 했다. 그랬더니 오히려 효과가 더 낮아지는 결과가 도출되었다.

"어쩔 수 없이 9가지 후보 재료들을 2개씩, 3개씩, 4개씩……, 하는 식으로 조합해 실험을 반복했습니다. 약성(藥性)이란 것은 어떤 물질과 혼합되느냐에 따라 그 효능이 증가되기도 하고 감소되기도 하잖아요? 유효성을 점수화해 봤더니 어떤 조합은 90점, 또 다른 조합은 95점…. 100점이 나오지는 않더라고요. 앞에서 언급한 대로 9가지를 모두 혼합했더니 의외로 70점대가 나왔습니다. 상대적으로 점수가 높았던 조합들은 재료를 3가지 또는 4가지로 혼합한 경우였습니다."

식물조합추출물 HIM-1, 식물복합조성물 HemoHIM

 연구팀은 이렇게 도출된 3가지 혹은 4가지 재료 조합추출물을 만들어 동물실험을 진행했다. 생쥐에 방사선을 쪼이기 전과 후 추출물을 투여한 다음 조혈모세포 생존 정도, 비장 내 면역세포 수 변화, 면역세포 활성화 증진 효과, 재생조직 자사(自死) 억제 효과, 독성반응 등을 비교 관찰했다. 이렇게 여러 조합과 반복 실험을 거친 후에야 상대적으로 가장 우수한 조합, 당귀·천궁·작약의 조합추출물 'HIM-1'이 완성되었다.

 여기서 '힘(HIM)'이라는 명칭은 '조혈(Hematopoiesis)', '면역(Immunity)' 기능을 '조절하는 물질(Modulator)'이라는 뜻으로 각 이니셜을 따 만든 것이다. 연구팀 내에서는 재료 조합추출물을 'HIM(힘)'-1, -2, -3, -4 등으로 불렀다. 여러 실험 모델에서 거의 마지막 단계까지 효능을 비교 검토한 조합추출물은 HIM-1과 HIM-2였고, 이 중 HIM-1이 최종 식물조합추출물로 선정되었다. 또 한편으로는 조합추출물 안의 어떤 성분이 재생조직 방호 및 회복(X효과), 조혈계 방호 및 회복(Y효과), 면역기능 개선 및 회복(Z효과)에 주로 기여하는지 분석해 그 메커니즘을 해석하기 위해 노력했다. 그 결과, 식물조합추출물 HIM-1을 바탕으로 면역기능 개선에 주로 기여하는 다당체(폴리사카라이드, polysaccharide) 성분을 강화한 세상에 없던 새로운 식물복합조성물 '헤모힘(HemoHIM)'이 탄생되었다.

 "한국원자력연구원에서는 비정기적으로 연구 결과물에 대한 발표 전시회를 진행하곤 합니다. 2002년 우리 연구팀에서도 완성된 복합조성물로 건강기능식품 샘플을 전시하기로 했습니다. 그런데 연구단장이 샘플이어도 상품명이 있어야 하지 않겠느냐고 하더라고요. 마침 상품명을 등록하려고 알아

봤더니 '힘(HIM)'은 이미 누군가가 상표등록을 마친 상태였습니다. 고민 끝에 조혈기능을 한 번 더 강조하고 싶어 '헤모(Hemo)'라는 접두사를 붙였습니다. '헤모힘(HemoHIM)'이라는 이름이 여기서 비롯된 것이죠."

후일담이지만 헤모힘의 '힘(HIM)' 때문에 국내에서는 자양강장제로, 외국에서는 '남성용'으로 종종 오해받기도 했다.

미국, 일본, 유럽 등 해외 특허를 받다

2000년 연구팀은 〈면역, 조혈기능 증진 및 방사선 방호용 생약 조성물 및 그의 제조방법〉으로 가장 먼저 특허를 출원*(등록번호 0401955, 2003년 10월 2일)했다. 방사선에 의해 복합적으로 일어나는 재생조직의 원줄기 세포 손상, 조혈기능 장해, 면역기능 장해 등을 개선하는 데 유효한 당귀, 천궁 및 작약 조합의 열탕 추출물 제조 방법에 관한 것이었다. 3가지 식물 소재 원료로 구성된 새로운 조합에 관한 특허였다. 이듬해 〈조혈기능 증진 및 방사선 방호용 생약 추출물〉로 제조 방법 중 1가지 식물 소재를 추가하여 특허를 출원(등록번호 0440863, 2004년 7월 8일)했다.

"처음에는 당귀·천궁·작약 조합추출물 그대로 특허를 신청했어요. 그런데 조혈, 면역기능, 재생조직 이렇게 세 가지 효과 모두를 고려하다 보니 상대적으로 면역기능이 조금 약해 보이지 않나 하는 생각이 들었습니다. 그래서 3가지 식물 소재의 조합추출물 안에서 어떤 성분이 기능 면에서 더 역할을 하는지 찾아보았습니다. 당귀의 다당체(단당체가 여러 개 붙어 있는 것.

---

* 특허출원은 특허를 받으려는 발명을 특허출원서에 적어 특허청장에게 제출하는 것을 말한다. 특허등록은 특허출원된 발명을 심사 청구에 의해 특허청에서 일정 기간 심사한 후 특허등록결정서가 통지되면 특허권 설정 등록을 위해 특허료를 내고 특허청 등록과에 등록하는 것을 말한다.

폴리사카라이드라고도 한다)가 주로 면역에 관여하고 있다는 것을 확인했지요. 결과적으로 다당체 성분을 높이기 위해, 세 가지 조합추출물을 만든 후 성분들을 분리하고 비율을 조절하는 방법까지 찾아내서 특허로 등록했습니다."

이것이 2003년에 특허로 출원된 〈항암, 면역 및 조혈기능 증진 효과와 산화적 생체 손상의 억제 효과를 갖는 생약 조성물과 그 제조 방법(등록번호 0506384, 2005년 7월 28일)〉이다. 당귀·천궁·작약의 열수 추출물을 기반으로, 에탄올 침전을 통한 조다당체 분획물 강화 기술과 그 제조 과정을 담고 있다.

해외에도 특허를 출원했다. 미국, 일본, 유럽(영국, 프랑스, 독일, 이탈리아)에 특허를 출원했고 심사 과정을 거쳐 모두 등록을 완료했다. 우여곡절도 있었다. 유럽의 경우, 먼저 유럽특허청 심사 과정을 통과한 다음 각 국가별로 진입하게 되는데, 심사 과정에서 당귀, 천궁, 작약의 3가지 식물 소재 조합은 새로운 것으로 신규성은 인정하겠으나 혁신적인 발명물이라고 보기 어렵다며 거절 통보를 한 것이다. 이미 다른 연구나 보고 등에 나타난 각 식물 소재의 효과를 참고하여 누구나 이 복합물을 만들고 특허출원상의 효과를 유추하여 얻을 수 있지 않겠느냐는 것이 그들의 의견이었다.

이 지적에 대해 '그렇지 않다'는 것을 증명하기 위해 연구팀에서는 그간의 연구 자료들을 다시 정리하는 한편 다른 연구자의 자료들도 샅샅이 검색했다. 유럽특허청의 논리를 반박할 수 있는 일본 학자들의 논문 2편을 찾아내었다. 해당 자료에서는 한방탕제(조합추출물)를 구성하고 있는 각 생약 소재가 조합추출물의 효능에 기여하는 역할을 규명하기 위한 실험 과정과 결과를 담고 있었다. 탕제를 구성하는 생약 소재 중에서 한 가지씩 제외하여 각각의 탕제를 만든 다음 그 효과들을 비교하면, 제외된 한 가지 생약 소재의 역할을 규명할 수 있을 것으로 예측하고 진행한 실험이었다. 결과는 의외였다. 이 실험으로 단일 생약 소재 각각의 역할을 규명하기 어려우며, 결국 한방탕제(조합추출물)의 효과는 탕제 그 자체로 규명하고 해석해야 한다라고 논술하고 있었다. 바로 복합물의 효능은 구성 단일 소재의 효과로 유추하여 확정지을 수 없다는 결론이었다.

연구팀은 이 2편의 논문과 요지를 정리하여 보냈고 마침내 유럽특허청의 심사 과정을 통과할 수 있었다. 식물복합조성물에 관한 해외 특허는 매우 까다롭고 어려웠기 때문에 헤모힘의 해외 특허등록은 당시 국내외에서 상당한 주목을 받았다.

조혈·면역기능을 개선하는 새로운 식물복합조성물의 특허등록은 세간의 화제가 되었다. 과천정부청사에서는 기자회견이 열렸고 방송국의 인터뷰 문의가 잇따랐다. 한국원자력연구원 동료와 지인들은 '특허 냈으면 다 됐다' 하는데 당사자인 조성기 박사는 크게 실감이 되지 않았다. 앞으로 건강기능식품을 세품화하기까지 할 일이 태산 같다는 생각이 들었다.

인체적용시험에서 입증된 식물복합조성물 '헤모힘'의 기능

2003년 4월에 〈항암, 면역 및 조혈기능 증진효과와 산화적 생체손상의 억제효과를 갖는 생약조성물과 그 제조방법〉으로 식물복합조성물 '헤모힘'에 대한 특허를 출원하였고, 이어서 2003년 6월 이를 토대로 하는 기능성식품 개발을 위한 실용화 과제에 착수하였다. 한편, 이 무렵 우리나라에서는 건강기능식품에 관한 법률이 막 제정되고 있었다. 2004년 1월 말에 시행된 『건강기능식품 기능성 원료 및 기준 규격 인정에 관한 규정』에 따르면 기능성 원료로 인정받기 위해서는 동물실험이나 인체적용시험을 거쳐야 했다. 시험관 시험 혹은 동물실험 결과만 제출한 경우 3등급, 인체적용시험 결과까지 제출한 경우 1~2등급으로 인정받을 수 있었다. 건강기능식품의 경우 2등급 이상으로 인정받으면 기능성은 물론 안전성 면에서도 신뢰를 공인받는 셈이었다.

연구팀은 고시된 규정에 초점을 맞춰 식물복합조성물 헤모힘의 인체적용시험을 면밀하게 기획하여 추가로 진행하기로 했다. 면역기능 개선을 입증해야 하는 만큼 시험 대상자는 면역기능이 저하된 사람이라는 전제 조건이 필요했다. 면역기능이 약해져 있는 사람들이 섭취했더니 면역기능이 향상되거나 정상 범위 내로 들어왔다는 것을 증명해야 했기 때문이다. 면역기능이 저하되어 있다는 명확한 기준이 그 당시에는 없었기 때문에 어떤 사람들을 어떻게 모집할 것인가 고민한 끝에 백혈구 수치가 낮은 사람들, 즉 백혈구 수치 정상 범위가 혈액 $1\mu L$(마이크로리터)당 3,800~10,500개라는 것을 감안하여 5,000개 이하인 사람들을 시험 대상자로 하기로 정했다. 하지만 시험 대상자를 구하는 일은 첫 시도부터 난관에 부딪쳤다. 그때는 건강기능식품 제도화 초창기로서 인체적용시험에 대한 인식뿐만 아니라 지원체계도 오늘날과 다르게 다소 미약했다.

"신문에 새로운 식물복합조성물의 인체적용시험을 한다고 광고했는데, 전화 온 건이 몇 명밖에 되지 않았고 전화 면접 결과 거의 모두 시험 대상자로

부적합할 것 같았습니다. 그나마 1명이 가능성은 있어 보였지만 결국 안전 염려 때문에 거절하였습니다. 아무리 동물실험에서 독성학적 안전성 확인을 했어도 난생처음 듣는 복합물인데 누가 선뜻 자기 몸을 맡기겠습니까. 제 부친께서도 '네 어머니부터 먹어보고 괜찮다면' 하시면서 몸을 사렸어요. 개발자와 새로운 물질에 대한 신뢰가 없으면 인체적용시험에 참여하기를 꺼려하기 마련이라고 생각했죠. 결국 헤모힘 개발 과정과 그 진의를 알린다면 동의하기가 쉬울 수 있는 사람은 우리 연구원 식구들이라고 판단했습니다. 한국원자력연구원 홈페이지에 공지를 올리고 강당에서 설명회를 열어 지원자를 모집할 수 있었습니다. 인체적용시험의 내용과 특성을 설명한 후 혈액검사에서 백혈구 수치가 낮은(5,000개 이하) 경우에만 시험에 참여하도록 하였습니다. 결과적으로 인체적용시험 참여자 대부분이 한국원자력연구원 직원이나 그 부모님, 지인이었어요. 한국원자력연구원 직원들, 정말 사이언스에 대한 욕망이 크고 실험 정신도 강합니다. 지금 생각해도 참 감사하고 대단하다 싶어요."

시험은 지원자를 플라시보(위약), 용량1, 용량2 시험군으로 나누어 진행하였다. 그리고 섭취 전 및 섭취 기간별로 면역기능 변화를 비교 분석하였다. 면역세포 수의 변화 관찰에서는 백혈구와 림프구 수가 헤모힘 섭취로 증가하는 경향을 보였으나 시험군 간의 유의한 차이는 보이지 않았다. 이것은 백혈구 수치가 개인별로 다양했기 때문인 것으로 해석하였다. 다만 시험 전에 백혈구 수가 4,000개 이하로 매우 작았던 피험자에서는 상당히 증가하는 경향을 보였다.

면역세포를 얼마나 활성화시키는가에 대한 실험 결과, 생체방어에 있어서

1차적으로 주요한 역할을 하는 NK세포(Natural Killer Cell)의 활성은 헤모힘 섭취로 증가하였다. 또한 우리 몸 안으로 외부 나쁜 물질이 침입한 상황과 비슷한 상태에서 면역반응 개선 효과를 알아보기 위해서, 혈액으로부터 분리한 백혈구를 면역세포 자극물질(ConA)과 함께 시험관에서 배양하였을 때 자극물질에 대한 반응크기(활성화 정도)가 헤모힘 섭취군에서 유의성 있게 개선되었다.

이때 면역세포가 분비하여 면역반응 활성화에 관여하는 단백질인 사이토카인(Cytokine) 생산도 역시 개선되었다. 즉, 면역기능 활성화와 관련된 사이토카인인 인터루킨-2(IL-2), 인터페론감마(IFN-γ) 및 인터루킨-6(IL-6)의 분비는 유의성 있게 증가하거나 증가하는 경향을 보인 반면 알레르기 같이 부정적인 면역반응에 관련된 인터루킨-4(IL-4)의 분비는 감소하는 경향을 나타내어, 헤모힘에 의한 면역세포의 반응 활성화 및 균형화 효과를 확인할 수 있었다. 동물실험에서 백혈구와 사이토카인 수치가 올라가는 것은 이미 확인한 바 있지만, 인체적용시험을 통해서도 NK세포 활성화, 사이토카인 생성 개선, 도움T세포(helper T cell)의 균형적 활성화 등의 메커니즘을 확인할 수 있었다는 것은 의의가 컸다. 한편, 독성학적 안전성 검증 측면에서 간기능 및 신장기능에 부담을 주는지 확인하기 위한 혈청생화학 검사와 문진에서도 별다른 이상은 없었다. 섭취 시 독성학적으로 안전함을 확인한 것이었다.

이 인체적용시험 결과는 식품의약품안전처에 헤모힘에 대한 개별인정형 '건강기능식품원료또는성분 인정신청서' 제출 당시 관련 자료로 제출되었다.

면역기능 관련 개별인정형 1호, 'HemoHIM 당귀등 혼합추출물'

식물복합조성물 헤모힘의 개발과 기능성식품 상용화가 추진되던 때는 건강보조식품에서 건강기능식품으로, 그리고 건강기능식품에 관한 법률이 활발히 논의되어 제정되고 시행되던 초창기였다.

개별인정형 건강기능식품 신청, 심의 과정도 녹록지 않았다. 두 번의 보충자료 제출 후 결국은 심의위원회에서 발표, 설명해 달라는 요청을 받았다.

조성기 박사는 식약처(당시 식품의약품안전청)에서 마련한 심의회의 심의위원들 앞에 섰다. 10분간의 치밀한 프레젠테이션이 끝나자 면역기능 개선에 효과가 있다는 식물복합조성물과, 이 복합물로 만든 '제품'을 어떻게 규정할 것인지에 대한 토론이 첨예하게 오고 갔다. 의약품으로 볼 것인가 건강기능식품으로 볼 것인가, 면역기능 개선 목적이면 의사 처방이 필요하지 않을까, 기능성 표시에 어떤 문구를 넣어야 할 것인가 등, 심의위원의 질의 및 토론이 한참 이어졌다.

"일본의 경우 후생성의 기능성식품 분류에서 '면역부활 작용'이 가장 앞에 나온다는 것을 제시하며 우리나라에서도 '면역기능 개선' 효능을 건강기능식품의 범주에 포함시키면 좋겠다고 제안했습니다. 무엇보다 새로운 식물복합조성물이 건강기능식품으로 분류되어야 자유롭고 다양하게, 광범위하게 활용될 수 있어 국민 건강에도 가치 있는 일이 될 수 있다고 하면서요. 그런 토의를 거쳐서 의약품이 아닌 건강기능식품으로 방향이 결정되었지요."

2006년 8월 17일, '헤모힘 당귀등 혼합추출물'은 마침내 국내 최초로 개별인정형 건강기능식품 면역 부문 기능성 원료에 이름을 올리게 되었다. 당시 헤모힘은 '기능성 내용'으로 '면역기능개선에 도움을 줄 수 있습니다(기타기능 II)'로 인정받았다 (건강기능식품 원료 성분 인정 관련 결과 통보(HemoHIM 당귀등 혼합추출물), 식품의약품안전청 공문, 2006. 8. 17). 당시 공문에 첨부된 '건강기능식품원료또는성분 인정서'에는 '기타'로 분류되었으나 추후 '면역기능' 카테고리가 생기고 헤모힘을 필두로 여러 제품이 그 뒤를 잇따르게 된다.

『건강기능식품에 관한 법률』에 의하면 건강기능식품에 사용할 수 있는 기능성 원료에는 고시형 원료와 개별인정형 원료가 있다.* 개별인정형의 경우 개발 주체가 원료의 안전성, 기능성, 기준 및 규격 등의 자료를 철저히 준비해 제출해야 한다.

"'건강기능식품원료또는성분 인정신청서'를 제출할 때 이름(품목명)을 무엇으로 할까도 고민했었습니다. 여러 논문에서 사용한 'HemoHIM(헤모힘)'을 그대로 붙여 'HemoHIM 당귀등 혼합추출물'을 품목명으로 하고, 인체적용시험을 거쳤기 때문에 '면역기능 개선에 도움을 줍니다'라는 문구를 기능성 내용으로 하여 신청하였습니다. 그리고 심의 결과 원료명은 그대로 인정받았고, 기능성 내용은 '면역기능 개선에 도움을 줄 수 있습니다(기타기능 II)'로 인정받은 것이지요"

상용화는 또 다른 영역, 연구소기업의 출발

새로운 식물복합조성물을 완성했다 해도 건강기능식품으로 상용화하는 일

---

* 제2장 참조

은 또 다른 시작이었다. 조성기 박사는 막상 제품 개발이 닥치자 일이 10배는 더 많아졌다고, 물에 빠진 사람 구했더니 보따리 내놓으라는 것 같았다고 회고했다.

"개발 단계에서는 30L짜리 열탕 추출기로 연구실에서 직접 제조하여 실험에 사용했어요. 그러다 0.5톤 정도 해보자 해서, 아는 식품 회사 대표님께 강원도 양구군에 있는 한 제조 공장을 소개받았습니다. 자신들이 휴가 간 4박5일 동안 작업하라고 해서 공장장, 직원 한 명과 같이 0.5톤 만들어보고, 또다시 2톤 만들어보고 했어요. 이렇게 제조 과정을 반복하면서 면역기능 개선에 작용할 수 있는 조다당체의 분획과 배합에 대한 대용량 제조 노하우를 완성할 수 있었습니다."

30L에서 0.5톤, 그리고 다시 2톤. 제조 용량을 늘려보았지만 사실 상품으로서 대량 생산, 판매가 이루어지려면 규모에 맞는 제조 시설과 공정 시스템, 전문적인 인력, 유통망 등이 필요했다. 본격적인 상용화로 이어지기 전까지는 아직 찻잔 속 태풍에 불과했다. 바로 이때 사업의 물꼬를 터준 사람은 당시 한국원자력연구소 소장이었던 장인순 박사였다. 정부가 지원하는 예산만으로는 각 연구 프로젝트의 연구비를 충당하는 것에 한계가 있었기 때문에, 장인순 박사는 평소 원자력 기술로 개발된 제품이 업체에 기술 이전되어 어떤 제품의 부속품이 되는 것이 아니라, 원자력에서 개발된 제품 그대로 소비자에게 판매됨으로써 원자력에 대한 이미지 개선에 기여할 수 있는 기술에 관심이 많았다. 사업화 전망이 높은 연구 과제로는 건강과 미용 관련이 제격이었고, 조성기 박사 연구팀의 과제는 단연 기대되는 '아이템'이었다.

건강기능식품과 화장품 관련 ODM 기업으로 잘 알려진 한국콜마와 기술

(화장품 소재 기술과 헤모힘 기술) 출자 방식의 조인트 벤처가 협의되기 시작했다. 2003년부터 조성기 박사와 식품생명공학연구팀은 기술 이전과 제품 상용화에 필요한 자료들을 데이터베이스화하고 추가적인 실험을 진행하면서 식약처의 심사 준비에 매달렸다. 건강기능식품 원료 성분 인정 신청에 필요한 데이터 자료를 얻기 위해 한창 분주하던 2004년 초, 한국원자력연구소에 마련된 행사장에서 윤동한 한국콜마 회장과 한국원자력연구소 장인순 소장이 약정서를 교환했다. 우리나라 제1호 연구소기업, 선바이오텍(현 콜마비앤에이치)의 탄생이었다.

밤낮없이 일한 10여 년, 함께한 사람들

조성기 박사가 국책 프로젝트를 진행한 지 10여 년의 시간이 흘렀다. 그 사이 연구팀을 포함한 방사선응용연구부는 한국원자력연구원 대전 본원에서 정읍으로 옮겨 방사선과학연구소로 확대 개편하여 자리를 잡았다. 식품공학 분야의 박사후연수생 1명, 미생물학을 전공하는 대학원생 1명으로 시작했던 연구는 6명으로, 그리고 얼마 후에는 11명으로 늘었을 만큼 규모가 커졌다.

"이 프로젝트의 처음과 끝을 함께 하느라 박혜란 박사가 제일 많이 고생했어요. 대학원과 연구소를 오가면서 야근에 주말 특근까지 하며 일했으니까요. 그렇게 연구생 되고 연구원 되고, 현재도 한국원자력연구원에서 일하고 있습니다. 정우희 박사는 전공 분야도 해박하지만 컴퓨터 작업도, 영어도 잘해서 자료 만드는 데 특히 도움이 컸어요. 이 분도 아직 한국원자력연구원에 재직 중입니다. 우리 일이 식물복합조성물 개발이기 때문에 다양한 이·과학 분야와 컬래버레이션이 요구되는데, 식품공학 분야의 故 변명우 박사, 위탁 과제로 재생조직 방호 동물실험, 동물을 이용한 독성시험 등을 맡아준 김성호 교수, 조혈 메커니즘 해석 등에 관한 위탁 과제를 맡아준 이성태 교수, 그리고 당시 박사후연수생으로 참여해 준 오헌 박사(수의학 전공), 천연물화학 분야의 유영법 박사, 함연호 박사, 정일윤 박사, 이주상 박사(당시 학연학생) 등 많은 분들이 열정적으로 함께했습니다."

면역은 여전히 미지의 세계다

 지난 몇 년간 우리는 코로나19 감염병으로 최악의 팬데믹을 겪었다. 화이자, 모더나, 아스트라제네카 등 백신 개발 제약사 이름이 유행어처럼 입에 오르내렸고 면역에 대한 관심도 지대해졌다. 2019년 말에 영년직 연구원으로 은퇴한 조성기 박사는 그 후로도 꾸준히 면역에 대한 자료를 찾고 논문을 읽고 있다.

"면역은 오묘하게 만들어진 시스템입니다. 인류가 100% 밝히기 힘들지 않을까 생각합니다. 물론 일반적인 면역 현상, 면역 작용을 파악하는 것은 거의 정점에 도달했어요. 면역계를 군대나 경찰에 비유하곤 하는데, 보통 '면역력이 좋다'는 의미는 외부 이물질이나 바이러스, 박테리아, 암세포 등에 대해 면역반응, 면역기능이 신속하고 적극적으로 대응하는 것을 말합니다. 하지만 면역세포의 반응, 가령 '림프구 활성화·증식(lymphocyte proliferation)'을 파악하는 단편적인 실험 하나로 '면역력이 어떠하다', '면역은 무엇이다' 하고 단언할 수는 없습니다. 면역은 종합적으로, 그러니까

'홀바디(whole body)', 전신적인 반응을 살펴야 합니다. 단편적인 반응은 보충적인 데이터 혹은 메커니즘 해석 자료로 봐야 하고요."

면역에 대한 조성기 박사의 이야기는 한참 이어졌다.

"자꾸 감기에 걸린다? 그러면 면역이 약하다, 이게 합리적이라고 봅니다. 암 발병도 면역 때문일 수 있지만 감기나 잔병치레, 만성 피로, 체력 저하 등 전신적인 반응이 연쇄적 또는 개별적으로 나타나는 것도 면역 때문이지요. 그런데 감기 증상은 약을 먹지 않아도 일주일 정도면 괜찮아져요. 면역기능이 작동하니까. 하지만 이런 면역기능, 면역반응이 매일 작동할 필요는 없습니다. 병원균이 들어왔을 때 신속하게 반응할 수 있도록 준비 태세만 잘 갖추고 있으면 됩니다. 면역반응보다 병원균이 증식하는 게 더 빠르면 감염이 되고 증상이 나타나는 것이니까요. 사람들이 면역력에 좋은 습관을 유지하고 건강기능식품을 섭취하는 것은 이런 양호한 준비 태세를 위해서입니다. 예방접종, 백신은 특정 침입자(병원균)에 대해 전열을 가다듬고 경계 태세를 갖추기 위한 사전 감작, 사전 훈련(challenging, sensitizing, immunizing)이고요."

헤모힘 기대 효과, 해외에서도 인정

헤모힘 당귀등 혼합추출물은 2021년 기준 국내 건강기능식품 단일 품목으로 최대 수출 실적을 기록했다.[*] 조성기 박사는 우리 고유의 소재를 재료로 효능이 비교 우위에 있는 복합물을 만들 수 있다면 그것 자체로 국제 경쟁력을 갖출 수 있다고 생각했다. 식물복합조성물을 상품화하기 위해서는 식품 재료로 사용가능한 양질의 재료가 중요하다. 그래서 우선적으로 독성이 거

---

[*] 식품의약품안전처, 2021년 식품 등의 생산실적

의 없는 재료를 사용하기 위해 대한민국의 식품공전 주원료 혹은 부원료로 등재되어 있는 식물 소재들로부터 재료를 선별하는 것에 주안점을 두고 헤모힘을 개발하였다. 이후 미국 시장에서 판매가 증가함에 따라 헤모힘에 대한 자신감과 확신이 생기면서 해외 시장을 더욱더 고려하지 않을 수 없게 되었다. '한국 것은 다르다', '효과도 당신들 제품과 같거나 그 이상이다' 자랑하고 싶은 마음도 생겼다.

"사람마다 마이너한 면역반응의 차이가 있다면 인종, 민족 간에도 마이너 반응의 차이가 있을 수 있습니다. 그래서 미국처럼 과학기술 검증 시스템이 잘 갖춰진 다인종 국가에서는 인체적용시험 대상자 중 다른 인종을 몇 %씩 할당하라고 권고하기도 하지요. 물론 이들도 마이너 반응에서 다소 차이가 있더라도 메이저 반응에서 기대 효과가 충분하면 그것으로 합당하다고 봅니다. 외국에서 임상시험한 코로나19 백신도 우리나라 사람에게 효과가 있잖아요."

해외 시장의 반응은 기대 이상이었다. 헤모힘이 처음 미국에 진출했을 때에는 대부분 한인들이 주로 소비하였지만 시간이 지남에 따라 주요 소비자층의 상당수는 현지인이 되었다. 심지어 한 백인 여성은 조성기 박사에게 '힘(HIM)'이 무슨 뜻인지 소소한 질문의 이메일을 보내기도 했다. HIM이라고 한 것을 보면 혹시 남성에게 더 효과가 좋은 것 아니냐,라는 질문을 한 것이다. 헤모힘은 미국, 중국, 독일, 인도, 러시아 등 각국 소비자에게 좋은 반응을 이끌어냈다. 처음부터 주요 국가에는 특허등록도 해 놓은 상태였다.

"미국 학회에 가면 "조 박사 한 턱 내!" 소리도 듣습니다. 중국은 가장 커다란 시장이고, 러시아에서도 인기가 상당하다고 하고요. 기대 효과도 우수하지만 한국 고유의 재료로 독창적인 아이디어를 구현해냈기 때문에 국제적으로 인정을 받는 것은 의미가 큰 것 같습니다."

헤모힘으로 꿈꿀 수 있는 미래

　상용화된 헤모힘은 2022년 기준 누적 매출 2조 원을 돌파했다. 콜마비앤에이치에서는 '피로 회복', '인지기능 개선', '근력 개선' 등과 같은 제품 기능에 대한 후속 연구와 특허등록을 꾸준히 진행 중이다. 2023년 9월 헤모힘은 '피로 개선'에 도움을 주는 효능을 추가로 인정받음으로써 기존의 '면역기능 개선'과 함께 두 가지 효능 즉 2중 기능성을 인정받았다. 글로벌화된 헤모힘 G도 판매되고 있다.

　코로나19 팬데믹 때문에 잠깐 외부 활동을 줄였던 조성기 박사는 지난 2022년 11월에 인도에서 열린 아시아방사선연구학회(ACRR ; Asian Congress of Radiation Reserch)에 초청 연사(Invited speaker)로 다녀왔다. 이 자리에서 조성기 박사는 방사선을 쬔 동물실험을 통해 면역 시스템의 '노화(aging)' 현상을 분석할 수 있고, 한편으로 '헤모힘 당귀등 혼합추출물'의 안티에이징 효과를 살펴볼 수 있었다는 취지의 논문을 발표했다.

　흔히 노화란 각 조직세포의 노화를 이르며 체내의 활성산소를 줄이는 것이 노화를 예방하는 비결이라고 말한다. 즉 활성산소는 체내의 정상 세포를 공격하여 노화나 각종 질병의 원인으로 작용하는데, 이 활성산소를 제거하는 것이 세포의 산화(노화)를 막는 방법이며, 세포의 산화를 억제하는 것이 항산화이다. 헤모힘 당귀등 혼합추출물의 개발 과정에서 밝혀졌던 항산화와 재생조직 방호 기능이 바로 안티에이징 효과와 연결되는 것이다. 발표 후 동료 학자들의 반응은 뜨거웠다. 어떻게 처음부터 이런 시너지를 알고 있었던 것이냐 하는 우스갯소리도 나왔다.

"생각이 많습니다. 현재 완성된 상태로 연구를 멈춰도 되지 않을까, 아니면 제품에 대한 업그레이드 정도만 진행할까. 아니면 의약품으로 개발하기 위해 업그레이드한 새로운 복합조성물 MH-30(식약처 임상시험 계획서 승인)에 대한 임상시험을 제조사와 적극적으로 추진해 볼까 하고 말이죠. 하지만 의약품을 개발하려면 최소 몇 백 명 규모의 임상시험이 목표하는 적응증별로, 여러 회차에 걸쳐 이루어져야 합니다. 면역기능의 전신적인 메커니즘을 명쾌하게 밝혀내기 위해 실험 디자인도 짜야 하고요. 수백억 원대의 연구비도 투자받아야 합니다. 개인이 할 수 없는 일이지요."

지금도 조성기 박사는 새벽까지 논문을 읽고 사람들을 만나 헤모힘의 미래에 대해 이야기를 나눈다. 37년간 방사선과 면역에 매달려서 완성한 작품이 '명쾌한' 효능과 다양한 제품으로 인류 건강에 보탬이 되는 것, 과학 기술인이라면 누구나 꿈꾸어볼 만한 미래다.

그리고 세렌디피티(serendipity)

"해외에서 만난 외국인 학자, 동료들은 어떻게 헤모힘 같은 식물복합조성물을 만들었느냐 물어봅니다. 허약했던 내가 한국원자력연구원에서 평생 방사선을 끼고 면역 분야만을 연구했던 것이 운이 좋았다, 이렇게 얘기하곤 합니다. 대단한 능력이 있어서가 아니라 그냥 운때가 잘 맞았다고. 그런데 이 말을 들은 한 친구가 '세렌디피티'라고 하면서 해피한 케이스라고 하더군요."

세렌디피티(serendipity)의 사전적 의미는 이렇다. 완전한 우연으로부터 중대한 발견이나 발명이 이루어지는 것. 특히 과학 연구의 분야에서 실험 도중에 실패해서 얻은 결과에서 중대한 발견 또는 발명하는 것을 이르는 외래어다. '금세 잘 떨어지는' 실패한 접착제를 역으로 이용해서 만든 3M의 포스트잇도 세렌디피티의 대표적 결과였다. 일본의 경영 컨설턴트 미야나가 히로시의 저서 〈세렌디피티의 법칙〉에서는 기획자의 유연한 발상력, 전문가의 실행력 그리고 강인한 의지가 세렌디피티를 불러온다고 서술하고 있다.

연구비 50억 원이 투입된 10여 년간의 국책 연구 프로젝트. 연구소기업이라는 창의적이고 유기적인 협업 시스템, 재생조직·조혈·면역기능 개선에 이어 피로 회복, 안티에이징, 근력 개선, 인지기능 개선 등 추가적으로 밝혀질 것으로 예상해 볼 수 있는 기대 효과, 수많은 특허까지. 헤모힘 당귀등 혼합추출물은 우연히 찾아온 중대한 발명이 아니라 노력 끝에 얻어진 필연적 발명이다.

"돌이켜보면 갓난아기 시절 홍역으로 생사를 넘나들었던 일을 듣고 건강과 질병에 대한 깊은 관심을 갖게 된 것, 고3 때 병치레하느라 진로를 변경했던 것, 군 입대 영장을 제때 받지 못해 급작스레 입대하고 혹독한 군 생활을 통해 자기 극복 경험을 했던 것, 초짜 연구원 때 미국으로 연수를 가서 세계 일류 실험실에서의 경험으로 자신감을 갖게 되었던 것 등 제 인생의 모든 순간들이 집약되어 헤모힘 개발에 투영된 듯합니다. 내가 세운 가설을 토대로 내

이름으로 시작한 첫 번째 국책 과제의 책임자로서, 과제를 완성하기 위해 전력으로 몰두했던 시간이 있었기에 지금도 헤모힘 일이라면 물불을 가리지 않는 것 아닐까요? 헤모힘은 내 모든 것을 투입한 열정의 산물입니다."

조성기 박사의 헤모힘 연구는 현재진행형이다.

우리나라 최초 연구소기업, 헤모힘 상용화에 성공하다

아무리 훌륭한 기술도 상용화 문턱 앞에서는 주춤하거나 넘지 못하는 일이 흔하다.
사고방식, 전문성, 비용, 제조 시스템 등의 차이는 하나하나 걸림돌로 작용한다.
하지만 누군가에게서 비롯된 발상의 전환은 아무도 걸어보지 않은 길을
개척하게도 만든다. 우리나라 제1호 연구소기업 콜마비앤에이치(주).
기술 상용화를 위한 창조경제의 롤 모델은 헤모힘 성공 신화를 현실화했다.

장인순 박사 (前 한국원자력연구소 소장), **김치봉 대표** (콜마비앤에이치 초대 대표)

콜마비앤에이치는 2004년 한국원자력연구원(당시 한국원자력연구소)과 한국콜마(주)가 공동 설립한 민관 최초 합작 회사이다. 과학기술부(현 과학기술정보통신부)로부터 승인(2006년)된 국내 1호 연구소기업으로, 설립 이후 천연물 신소재를 연구, 개발해 국내외 건강기능식품과 화장품 시장의 혁신을 주도해왔다. 지난 2015년에는 코스닥 상장을 통해 시가 총액 1조 원의 대박을 터트렸고 이후 국내 1,000여* 개 연구소기업의 성공 모델로 독보적인 위치에 올라섰다.

---

* 2020년 기준 연구소기업 1,000호 돌파

기업가 마인드가 싹틔운 아이디어

우리나라 최초 연구소기업, 콜마비앤에이치의 출발은 당시 한국원자력연구소 소장이었던 장인순 박사의 섬광과도 같은 아이디어에서 비롯되었다. 장인순 박사는 우리나라 원자력 1세대로 지금도 '원자력 대부'로 손꼽힌다. 고려대학교 화학과 졸업, 동대학원 석사 학위 취득 후 외국 유학길에 올랐던 그는 캐나다 웨스턴온타리오 대학교에서 박사 학위를 취득했다. 그리고 미국 아이오와 대학교에서 박사후연구원 생활을 하다 1979년 우리 정부의 한국 과학자 유치 프로젝트에 따라 귀국했다. 때마침 한국원자력연구소는 정부 조직에서 정부 출연 연구기관으로의 전환을 앞두고 있었다. 장인순 박사는 한국원자력연구소에서 '핵연료의 국산화' 과제를 10여 년간 수행했고 한국원전연료(주) 생산본부장, 한국수력원자력 부설 중앙연구원 초대 원장 등을 두루 역임했다. 그가 다시 한국원자력연구소 소장으로 돌아온 때는 1999년이었다.

"한국원자력연구소 소장이 되면 각 연구팀의 업무 보고를 받습니다. 한국원자력연구소 산하 원자력병원은 암에 특화된 진료기관으로, 암 수술 후 방사선 치료로 잘 알려져 있었지요. 방사선 치료를 하면 백혈구 수치가 떨어지면서 면역기능도 많이 저하됩니다. 백혈구 수치를 일정 수준으로 올리기 전까지는 치료를 중단할 수밖에 없고요. 그러다 보니 '환자들의 백혈구 수치를 어떻게 끌어올릴까', '면역기능을 어떻게 회복시킬 수 있을까'가 주요 연구 과제였습니다. 마침 식품생명공학연구팀에서 면역세포를 활성화하고 면역기능을 개선하는 식물복합조성물을 개발 중이었고요. 인간에게는 두 가지 욕망이 있다고 보는데, 하나는 건강해지고 싶다, 또 하나는 아름다워지고 싶다는 것입니다. 건강과 미용에 관한 두 아이템이라면 사업적으로 무엇인가 되지 않을까 하는 기대감이 있었습니다."

장인순 박사는 평생 연구 생활을 해왔지만 연구자도 기업가 마인드를 갖는 것이 매우 중요하다고 보았다. 논문을 쓰기 위한 연구와 기업화를 목적으로 한 연구를 할 때 연구자의 자세와 태도가 달라질 수밖에 없기 때문이다. 실제로 장인순 박사에게 내재된 기업가 마인드는 한국원자력연구소의 수장으로서 조직을 관리할 때 중요한 판단 기준이 되곤 했다. '기술의 상용화'를 앞두고 도전과 압박을 받는 연구원들을 위해 근원적인 해결책을 모색한 것도 그 방증이었다. 연구소와 제조 회사가 공존하는 '연구소기업'의 모양새가 장인순 박사의 머릿속에 번뜩 떠올랐다. 전문 인력, 비용, 기술력, 제조 인프라 등이 시너지를 발휘할 수 있는 시스템이라면 상용화의 성공 확률이 한층 높아질 것 같았다. 평소 기업과 연구소는 가까이에서 함께해야 한다는 것이 장인순 박사의 지론이기도 했다.

'걸어보지 않은 길'

장인순 박사는 방사선연구부의 방사선 이용 화장품 천연 소재 고순도 정제기술, 식품생명공학연구팀의 식물복합조성물 등 다양한 연구 결과물에 자신이 있었다. 식물복합조성물의 경우 이미 면역, 조혈기능 증진 및 방사선 방호용 생약조성물 및 제조 방법 등에 관해 2개의 특허출원(2000~2001년)이 이루어진 상태였다. 효능과 품질이 뛰어난 첨단 기술로 수익성이 있다고 판단했다. 또한 굵직한 제약업계의 최연소 부사장에 오르고 국내 화장품 시장에 제조업자개발생산(ODM)을 최초로 도입한 한국콜마 윤동한 회장의 경영 능력을 신뢰했다. 연구소기업의 밑그림이 그려지자 화장품·의약품 ODM(Original Development Manufacturing) 회사인 한국콜마(주)의 윤동한 회장과 만남을 가졌다.

그때만 해도 한국콜마는 매출 600억 원의 중소기업이었지만 늘 새로운 기술을 찾고 있었고 그 기술을 상용화할 수 있는 전문 인력과 제조 인프라를 갖추고 있었다. 한국콜마는 국책 프로젝트로 개발된 한국원자력연구소의 신기술이라면 효능에 대한 신뢰성은 이미 보장된다고 보았다. 한국원자력연구소와 한국콜마는 각각 5억 원씩 출자해 회사를 설립하기로 약속하고 2001년 9월 기술 이전 협약부터 체결했다.

오늘날 정의하는 연구소기업은 정부 출연 연구기관, 전문 생산기술연구소, 대학 등 공공 연구기관이 개발, 보유한 기술을 직접 사업화하기 위해 설립 자본금 중 20% 이상을 출자해 대전(대덕), 광주, 부산, 대구, 전북 등 연구개발특구 안에 설립하는 기업을 말한다. 이제는 우리에게 익숙한 기업 형태지만 20여 년 전에는 누구나 고개를 갸웃거릴 법한 '걸어보지 않은 길'이었다.

"연구자가 기업 마인드를 갖는 것은 연구에 보다 깊은 관심과 열정을 쏟게 합니다. 그리고 창출된 이윤을 연구비에 투자하는, 다시 말하면 연구비를 스스로 마련하는 계기가 될 수도 있고요. 이것은 연구원들에게도 좋은 동기 부여가 됩니다. 정부 출연 연구기관인 한국원자력연구소는 정부로부터 연구비를 지원받습니다. 국민의 세금으로 운영되기 때문에 연구비 한 푼 한 푼이 매우 소중하지만 그만큼 지원하는 데에 한계가 있게 마련입니다. 또 연구자의 자율권, 재량권보다 정부 측 의견에 좌지우지될 때가 많기도 했고요."

무산될 위기, 해법을 발견하다

아니나 다를까, 걸어보지 않은 길에 선뜻 동행하겠다는 이는 많지 않았다. 당장은 정부 측 입장인 한국원자력연구소 이사진들이 만류하고 나섰다. 한국원자력연구소에서 이 일을 추진하려면 이사회의 승인이 필요했는데 민간 이사들은 찬성이었던 반면 정부 측 이사들은 반대 입장을 고수했다.

"연구하는 사람들이 연구나 열심히 하면 되지 무슨 돈벌이냐, 연구소가 출자해서 기업을 만든 전례가 있느냐 하고 말렸습니다. 예산처의 공무원이 안 움직인다고 하면서요. 오랫동안 고민해서 결정한 사안인데 너무 쉽게 거부당하니 속이 많이 상했습니다. 기관장에게 이 정도의 재량권도 없는 것인지 무력감을 느꼈어요. 그 와중에 더 힘들었던 것은 한국원자력연구소 간부들의 소극적인 태도였습니다. 정부가 굳이 반대하는 일에 나섰다가 자칫 불이익을 받으면 어쩌느냐, 실패하면 책임은 누가 질 것이냐 했습니다."

장인순 박사는 연구소기업 설립에 확신과 철학이 있었기 때문에 도저히 포기가 안 되었다. 연구소가 스스로 연구비를 창출할 수 있는 구조가 되어야 연구자들의 창의성과 자율성이 보장되고 과학기술의 발전도 자연스레 따라온다고 믿었다. 일이 무산될 위기 앞에서 시간은 계속 흐르고 있었다. 한국콜마 내부에서도 의견이 분분했다. 원자력 관련 기술이 건강기능식품이나 화장품 이미지와 맞지 않다는 이유에서였다. 이리저리 방법을 궁리하던 끝에 기술신용보증기금의 '기술가치평가 투자'라는 해법을 발견했다.

"연구 과제나 기술을 비용으로 평가받으면 평가 금액의 3분의 1을 현금으로 투자받는 제도였습니다. 자체적으로 방사선연구부에서 진행한 방사선 이용기술에 대해 평가를 받았더니 14억 원 정도가 나왔습니다. 기술평가는 상대적이기 때문에 다시 한국콜마와 기술평가 금액 책정에 대한 협의를 했습니다. 그리고 2년간의 오랜 협의 끝에 3분의 1가량(총 평가 금액의 38%)에 해당하는 금액이 약 3억 8,000만 원으로 결정되었습니다. 재원의 기반이 마련되었으니 윤동한 회장을 만나 사업을 시작하자고 했지요. 2004년 1월에 공동 출자 회사 약정서 체결, 2월에 법인 설립, 7월에 전의공장(충남 연기군)에서 테이프 커팅식을 했습니다. 기술 이전 협약 이후 거의 3년 만의 진척이었어요."

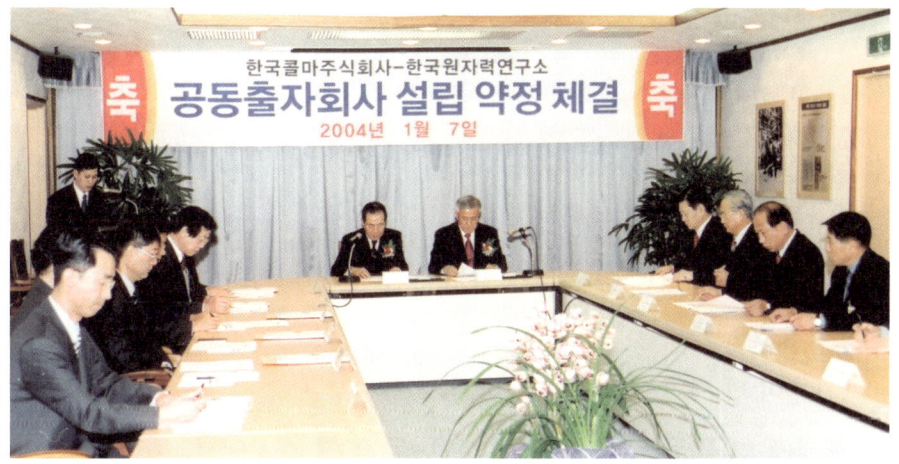

한국원자력연구소-한국콜마 공동 출자 약정 (2004년 1월)

당시 한국원자력연구소 소장의 임기는 3년이었다. 장인순 박사가 1999년에 취임했으니 2002년에 한 차례 임기가 지났다. 연구소기업 설립 계획이 흐지부지 될 수도 있었지만 장인순 박사가 극적으로 소장 연임에 성공하면서 제1호 연구소기업 '콜마비앤에이치(당시 선바이오텍)'가 탄생할 수 있었다.

원자력과 건강기능식품이 어울리나요?

'최초'의 길이란 전례나 고정관념을 깨는 파격 때문에 언제나 진통이 따르게 마련이었다. 한국원자력연구소가 이사진의 반대에 부딪혀 3년 가까운 시간을 허비했다면, 한국콜마는 원자력과 건강기능식품의 조합에 의구심을 갖는 임직원들, 신규 사업 추진의 현실적인 문제들로 난항에 봉착해 있었다. 연구소기업을 맡아보겠다고 누군가 나설 리 만무했다. 한국콜마 윤동한 회장은 회의석상에서 당시 콜마중앙연구소 소장이었던 김치봉 대표에게 '김 소장이 하라'며 일을 맡겼다. 김치봉 대표는 한국원자력연구소와의 공동 출자 회사에 긍정적인 판단을 했던 유일한 임원이었다.

"원자력 하면 방사선, 방사능부터 떠오르는데 한국원자력연구소에서 개발한 건강기능식품, 화장품이다? 소비자가 생뚱맞다고 여길 법하죠. 원자력과 안 어울린다, 매치가 안 된다는 평가가 많았습니다. 하지만 저는 한국원자력연구소에 메리트가 있다고 판단했습니다. 한국원자력연구소는 국내 유일의 원자력 종합 연구기관이면서 가장 큰 연구소이기도 했어요. 박사급 연구원이 1,000여 명 되기 때문에 만약 이번 기술이 성공하지 못하더라도 다음 기술, 또 다음 기술들이 이어질 수 있다고 봤습니다. 2000년대 초반은 ODM 산업이 크게 발전하지 못해서 한국콜마는 지금과 달리 좀 작은 회사였습니다. 작은 회사가 정부 출연 연구기관과 손을 잡는다는 건 굉장히 어려운 일 아닙니까. 한국원자력연구소와 협업 기회를 갖는다는 것에 큰 의미가 있다고 보았습니다."

김치봉 대표는 '괜찮을 것 같은데' 다른 임원들이 모두 안 된다고 반대하니

은근히 '성질이 났다'고 했다. 윤동한 회장의 말에 '그러면 제가 해 보겠다'고 나서긴 했는데 정작 콜마중앙연구소 소장 후임을 구하지 못해 한동안 애를 먹었다. 6개월간 소장 일까지 겸하며 직원 3명의 단출한 조직을 꾸렸다.

사실 '건강과 미용은 된다'고 판단했던 장인순 박사도 주위 사람들로부터 "한국원자력연구소에서 웬 건강기능식품? 웬 화장품?" 같은 질문을 자주 들었다고 했다. 하지만 이것은 방사선을 잘 모르는 이들이 하는 말이다. 한국원자력연구소에서 하는 일은 크게 두 가지였다. 하나는 에너지를 활용하는 원자력 발전 관련 기술 개발, 또 하나는 방사선 응용과 방사선을 활용한 물질 개발이다.

"방사선이라고 하면 흔히 엑스레이 촬영이나 방사선 치료를 떠올리게 됩니다. 하지만 방사선을 응용해 물질을 추출하거나 개발할 수 있다는 사실은 잘 모릅니다. 예를 들어 녹차 잎에서 화장품 에센스를 추출한다고 했을 때 방사선을 활용하면 95%를 추출할 수 있습니다. 방사선으로 의약품, 건강기능식품, 화장품 등에 쓰일 천연물을 효율적으로 추출할 수 있어요."

기술 이전에서 기술 출자 방식으로

거의 모든 스타트업이 그렇듯 순간순간이 넘어야 할 산이었다. 한국원자력연구소에서 개발한 새로운 식물복합조성물과 화장품 원료 정제 기술, 여기에 한국콜마의 건강기능식품, 화장품 제조 인프라가 결합되어 시너지를 발휘할 것이란 기대는 아직 요원한 꿈이었다. 창업을 가로막는 갖가지 규정과 조직 간의 갈등이 자꾸 발목을 잡았다.

 공동 출자 회사, 연구소기업이라는 목표에는 합의했지만, 한국원자력연구소에서는 어렵게 개발한 기술이니 경영권 일부라도 보장받아야 한다, 한국콜마에서는 핵심 기술 하나만으로는 사업이 지속되기 어렵다, 연구소에서 경영권 간섭이 심하면 어쩌느냐 등의 고민을 토로했다. 기술 이전과 경영권 사이에서 팽팽한 힘겨루기가 이어졌다. 그럼에도 한국원자력연구소와 한국콜마는 끈기 있게 협상을 진행했고 마침내 '기술 출자'라는 새로운 방식을 도출해냈다. 한국콜마에서 한국원자력연구소 측의 기술평가 금액 및 요구 조건을 대폭 수용한 것, 한국원자력연구소 기술사업화팀에서 정부와 협의해 기술 출자 규정을 신설한 것도 큰 도움이 되었다.

 "한국원자력연구소는 정부 출연 연구기관이었기 때문에 현금 출자가 불가능했습니다. 그래서 한국원자력연구소가 기술을 비용으로 평가받은 다음 지분 38%에 해당하는 약 3억8,000만 원 상당의 기술을 출자했습니다. '면역증진 기능성식품 제조 기술'과 '화장품 제조용 천연 소재 고순도 정제기술 관련 특허 기술' 2가지였습니다. 감사나 이사 등 최소한의 인력만 파견하고, 연구개발도 계속 지원하기로 했고요. 한국콜마는 기술보증기금에서 평가·조정한 기술 비용을 한 푼도 깎지 않고 그대로 인정해주었습니다. 여기에 지분 62%에 해당하는 6억2,000만 원을 현금으로 출자해 총 10억 원의 자본을 마련했습니다. 이때부터가 본격적인 시작이라고 할 수 있지요."

 윤동한 회장 역시 당시 우려가 많았던 상황을 회고하며 다음과 같이 말했다. "새로운 일을 추진하는 사람은 앞과 뒤를 동시에 보고 가야 합니다. 지금하려는 일에 어떤 가능성이 있는지, 위험 요소는 무엇인지 알아내려면 전방을 예의주시할 필요가 있습니다. 동시에 뒤를 돌아보면서 현실에 안주하려는 관행을 직시하고 전진을 원하지 않는 이들의 손을 뿌리쳐야 합니다. 장애물이 존재하고 이를 뛰어넘기 어렵다고 해서 포기할 수는 없는 일이에요. 방법을 찾아야 했고, 그 묘수가 바로 '기술 출자'였습니다."

김치봉 대표는 2005년 대덕 연구개발특구 시행령이 만들어질 때 기술 출자 방식이 벤치마킹되었다고 덧붙였다. 단순히 특허 기술을 이전받으면 일회성으로 그치기 때문에 후속 제품 개발과 사업화에 한계가 올 수 있었다. 콜마비앤에이치는 기술개발 비용 대신 기술 출자를 받았기 때문에 지속적으로 기술 업그레이드를 지원받게 되었다.

효과는 우수했지만 상용화는 험난

김치봉 대표가 처음부터 식물복합조성물 헤모힘에 관심을 쏟았던 것은 아니었다. 모기업인 한국콜마에서는 화장품 사업의 비중이 워낙 컸기 때문에 화장품 관련 기술이 많이 요구되는 상황이었다. 기술 이전 협약을 맺고 차후 공동 출자 회사를 설립하기로 논의가 오가던 중 윤동한 회장의 권유로 콜마비앤에이치의 일을 시작하게 되면서 한국원자력연구소 식품생명공학연구팀에서 면역기능 개선 효과가 우수한 건강기능식품을 개발했다는 이야기를 듣게 되었다.

"연구팀에서 직접 제조한 헤모힘의 시제품을 받아 보았어요. 국책 프로젝트로 진행한 연구 결과물이니까 효과가 우수할 것이라는 신뢰는 있었지만 상용화는 또 다른 문제였습니다."

건강기능식품은 효능, 효과도 우수해야 하지만 섭취 시 편의성도 상품 가치에 영향을 미친다. 섭취 횟수나 용량이 많아도, 맛이 없어도 상품 가치가 떨어질 수 있다. 소비자가 섭취하기 편리하게, 이왕이면 맛도 좋게 상용화하는 것이 관건이었다. 먼저 액상, 정제, 캡슐 등 다양한 제형으로 샘플을 만들어 보았다. 그중 액상이 효과도 빠르면서 물 없이 간편히 섭취할 수 있어 좋다는 의견이 많았다.

"섭취 횟수가 늘어나면 번거롭다는 의견도 있었습니다. 횟수를 줄이면서도 하루 용량을 제대로 섭취할 수 있는 방법을 고민하다 문득 아이디어가 떠올랐지요. 아무리 바빠도 하루 한 번은 먹을 수 있지 않을까, 그러니 3회 용량을 1회에 섭취할 수 있도록 농축해 보자……. 그래서 하루 1포 기준으로 시제품을 만들었습니다. 원재료의 추출물, 즉 '즙' 상태의 액상이었던 시제품을 3배 농축한 것이죠. 평소 면역 관리에 관심이 많았던 직원을 포함해 성인 남녀 30명을 대상으로 2개월간 테스트를 진행했습니다. 대부분의 평가는 긍정적이었습니다. 그러나 한편으론 3배 농축해서 맛이 좀 강해졌는데 일반인의 경우는 괜찮아도 고령층·환자들의 경우는 섭취하기 어렵지 않을까 하는 의견도 있었습니다."

소비자 취향에 맞춰 제형과 맛 업그레이드

다시 일반인을 위한 하루 1포용과 고령층·환자들을 위한 하루 2포용, 2가지 시제품을 제조했다. 또 고령층·환자용의 경우 섭취가 편하도록 단맛을 가미하고 부형제를 추가해 목 넘김이 부드럽게 만들어 보았다. 즙과 같은 액상에서 '시럽'과 같은 연조엑스 형태로 변화되었다. 다시 두 제품을 비교, 테스트한 결과 고령층·환자들을 위한 제품의 선호도가 더 높았다. 시럽과 같은 부드러운 제형에 맛도 좋으니 자연스레 손이 갈 수밖에 없었다.

"기술을 상용화하는 과정에서 연구 개발자들이 예측하는 것과 실제 시장에서 소비자들이 받아들이는 것에 차이가 많다는 것을 느꼈습니다. 긍정적이었던 것은 예상과 달리 소비자들은 원자력, 방사선에 대한 거부감이 별로 없었어요. 암 전문 원자력병원, 방사선 치료, 백혈구 수치 감소, 면역기능 저하, 그래서 '면역기능을 개선하는 식물복합조성물 개발'이라는 스토리텔링도 잘 받아들였고요. 소비자가 선호하는 고령층·환자를 위한 제형과 맛으로 제품을 출시한 후에도 계속 소비자 의견을 취합했습니다. 강한 맛은 줄이고, 조금 더 부드럽게 하고, 비타민 같은 부원료도 추가하며 제품을 업그레이드했지요. 패키지 디자인도 몇 차례 수정하면서 현재와 비슷한 완제품이 되었습니다."

콜마비앤에이치가 헤모힘 상용화에 박차를 가하는 동안 2년의 시간이 흘렀다. 그사이 식품생명공학연구팀에서 개발한 식물복합조성물은 기술 상용화를 통해 대량 생산의 발판을 다져두었다. 2006년 3월, 콜마비앤에이치는 과학기술부로부터 대덕 연구개발특구 제1호 연구소기업으로 공식 승인받았다. 같은 해 8월, 헤모힘은 식약처의 기능 및 안전성 심의를 통과하여 '면역기능 개선에 도움을 줄 수 있는' 개별인정형(제2006-17) 원료로 인정받았다. 국내 건강기능식품 개별인정형 제품으로 면역 부문에서는 최초였다. 한국원자력연구소에서 식물복합조성물 연구 프로젝트를 시작한 지 거의 10여

년 만이었다. 이제 판매 방안을 모색하는 일만 남았다.

기술 상용화의 최종, 파트너와의 만남

시간이 흘러갈수록 마케팅, 판매에 대한 절실함은 더욱 커져갔다. 초기 출자금 10억 원은 운영비와 인건비로 금세 소진되었다. 판매는 예상보다 부진해 회사 사정은 갈수록 어려워졌다. 몇 개 업체를 통해 판매 아웃소싱을 했지만 많이 팔아도 한 달에 2,000세트 정도였다. 마케팅이야말로 기술 상용화의 화룡점정이었다. 마케팅에 실패한 기술은 소비자에게 닿지 못하고 결국 사라져버리게 마련이라는 것을 절감했다.

지지부진한 판매의 늪에서 벗어나는 것은 쉬운 일이 아니었다. 콜마비앤에이치에는 마케팅이나 영업 전문가가 없었다. 연구 개발자, 제조 기술자들이 주축이었기 때문에 판매는 낯설고 힘든 분야였다. 직원 수도 김치봉 대표를 포함해 고작 7~8명이었다. 특허등록 때부터 세간의 화제였던 헤모힘의 기술개발 이야기가 TV 전파를 타게 되었다. TV로 뉴스를 접한 애터미 박한길 회장이 헤모힘의 마케팅을 전담하겠다고 나서주었다.

"지금은 매월 몇십만 상자가 팔리는 베스트셀러이지만, 박한길 회장님을 만났을 당시에는 월 500상자도 판매하기 어려운 상황이었어요. 품질에 대한 만족도는 높아도 1개월분에 77만 원이라는 가격은 선뜻 구입하기에 부담스러우니까요. 박한길 회장님은 애터미가 판매를 책임지겠다며 파격적인 제안을 했습니다. 대량 생산으로 원가를 절감하고 제품 가격을 파격적으로 인하하자는 것이었습니다."

김치봉 대표는 대량 생산에 맞춰 제조 공정을 개선하는 등 원가 절감을 위해 노력했다. 리뉴얼 제품 가격은 7만6,500원. 제품력에 가격적인 메리트가 더해지면서 판매는 기하급수적으로 늘어났다. 애터미의 등장은 콜마비앤에이치에 활기를 불어넣었고 놀랄 만한 매출 상승을 안겨 주었다. 김치봉 대표가 헤모힘의 성공 비결로 애터미의 유통망을 첫손에 꼽는 이유이다.

판매량 증가, 생산 시설 확보로 동분서주

애터미와의 거래 전 한 달에 2,000~3,000개 생산하던 물량이 단숨에 2만 개로, 다시 5만 개로, 그러다 10만 개로 늘어났다. 콜마비앤에이치 입장에서는 생산 설비를 확보하는 일도 급급할 정도였다. 전의면(세종시) 원성리공장에서 대전의 관평동으로 확장 이전을 했다가 2012년에 현재의 전의면 세종공장을 준공해 이전했다. 지금에야 세종공장에서 헤모힘의 전 공정을 책임지고 있지만, 당시에는 OEM 공장도 서너 군데 더 가동해야 했다. 원가 절감은 물론 특허 기술 보호도 매우 중요했기 때문에 기술 보호가 필요한 공정은 콜마비앤에이치에서 생산하는 것이 원칙이었다.

"원재료와 부자재의 대량 구매가 가능해지면서 제조 원가가 낮아지니 이번에는 박한길 회장님이 동일한 가격에 포수를 늘리자고 저를 살살 꼬셨습니다.(웃음) 제품을 많이 판매한 만큼 그 이익을 소비자에게 돌려주어야 한다는 것이 박한길 회장님의 경영 철학이었습니다. 고개를 끄덕일 수밖에 없었지요. 팸플릿과 패키지의 제조 원가까지 줄여가면서 30포에서 48포, 54포, 지금의 60포까지 순차적으로 구성을 늘렸습니다."

포수를 늘리면 섭취 기간이 길어져 소비자의 구입 주기가 벌어지고 매출이 줄어들 법한데 헤모힘은 전혀 그러지 않았다. 포수를 20% 늘렸다 하면 매출도 20% 상승하는 식이었다. 가격을 유지하면서 더 많은 양의 제품을 제공하니 소비자들이 더 많이 찾을 수밖에 없었다. 애터미의 유통망과 판매력을 바탕으로 헤모힘의 해외 진출도 이루어졌다. 콜마비앤에이치는 코스닥 상장과 함께 중견 기업으로 성장했다.

공공 기술 사업화의 롤 모델이 되다

처음에는 아무도 '걸어보지 않은 길'이었지만 어느새 콜마비앤에이치는 다른 연구기관에게는 '가보고 싶은 길'이 되었다. 장인순 박사는 "처음에는 연구소기업의 설립 자체를 그렇게 반대하던 정부도 콜마비앤에이치와 헤모힘의 성공 후에는 정부 출연 연구기관의 회사 설립을 독려했다"고 말했다. "정부가 이야기하는 창조경제의 대표적 롤 모델이었던 것 같다"고도 했다.

2005년 참여정부는 특구육성특별법을 제정하면서 대덕연구단지를 연구개발특구로 재정비했다. '공공 기술의 사업화'를 목표로, 최고 수준의 연구개발 역량을 갖춘 공공 연구기관과 다양한 경영자원 및 비즈니스 경험을 갖춘 기업의 시너지를 도모했다. 2006년 제1호 연구소기업 콜마비앤에이치가 생겨난 지 10년 만에 연구소기업은 200개로 증가했다. 장인순 박사와 김치봉 대표는 '뻔질나게' 국가 정책 회의에 불려 다녔다. 연구소기업 스타터를 위한 강연에도 나섰다. 장인순 박사는 콜마비앤에이치의 성공 비결을 꼽으며 연구소기업의 사회적 역할까지 넌지시 일러주었다.

"철저한 품질관리와 좋은 가격이 소비자의 신뢰를 얻었다고 봅니다. 국민 세금으로 개발에 성공한 기술과 그 기술이 바탕이 된 좋은 상품이 국민에게 혜택으로 돌아가야 한다는 기업 철학도 잘 지키고 있고요. 무엇보다 연구소기업의 이윤은 연구자에게 혜택으로 돌아가거나 신기술 개발을 위한 연구비로 쓰여야 합니다. 누군가의 성공이 다른 연구자에게 동기부여가 될 수 있도록 말입니다. 정부에 의존하기보다 연구소기업이 자생할 수 있는 풍토가 마련되어야 합니다."

연구 논문과 특허, 놀라운 기록의 행진

한국원자력연구원과 한국콜마가 기술 출자 방식으로 합작 설립한 연구소기업 콜마비앤에이치. 기술 이전이 아닌 기술 출자 방식은 꾸준한 기술 연구와 업그레이드가 가능하다는 장점이 있다. 2000년, 첫 번째 특허출원으로 시작된 릴레이는 26건 국내외 특허권과 SCIE급 21건을 포함해 총 38건의 연구 논문으로 이어지고 있다.[*] 헤모힘의 기술력과 효능을 과학적으로 입증하는 성과들이다.

면역기능, 피로 개선 외 추가 효능으로 총 26개 특허등록

지적재산권의 하나인 특허권은 창작물 또는 발명물을 일정 기간 독점적·배타적으로 소유 또는 이용할 수 있는 권리이다. 특허청이 산업상 이용 가능성, 신규성, 진보성 등 몇 가지 요건을 심사하여 특허권 등록 여부를 결정하는데, 일단 특허권이 부여되면 일정 기간 동안 특허권자를 제외한 다른 사람은 특허권자의 동의 없이 해당 특허 발명물을 생산, 사용, 양도, 수입 및 대여의 청약 행위 등을 할 수 없다.

2000년부터 한국원자력연구원 식품생명공학연구팀에서는 식물복합조성물의 조혈 및 면역기능 증진 외에도 방사선·자외선 피부 손상 동물모델, 화학물질로 유발된 당뇨 동물모델, 알러지·천식 염증 동물모델 등을 이용하여, 각각 그 손상의 경감 혹은 개선·회복 효과를 증명하며 꾸준히 특허를

---

[*] 2024년 8월, 한국원자력연구원, 콜마비앤에이치 발표 기준

출원, 등록했다. 한국원자력연구원의 출자로 기술을 양도받은 콜마비앤에이치는 기술 상용화에 주력하는 동시에 식품과학연구소를 중심으로 '헤모힘 당귀등 혼합추출물'의 간기능 손상의 개선, 피로 회복 또는 운동 수행능력 증진, 근력 개선, 인지기능 개선 등의 효능을 추가 규명해, 특허를 출원, 등록했다. 이렇게 공인된 특허는 헤모힘의 진가를 설명하는 데 명확한 근거가 되고 있다.

원재료 판별, 제조 방법에 있어서도 특허권 따내

또 하나 눈여겨볼 것은 특허권의 종류가 '헤모힘 당귀등 혼합추출물'의 기능 및 효과에만 국한되어 있지 않다는 사실이다. 식물복합조성물 추출, 제조 방법, 원료 분석 등에 있어서도 탁월한 기술적 성취가 있었다.

예를 들어 데커신(decursin)을 포함한 지용성 폴리페놀(polyphenol)을 증가시키는 제조 방법에 관한 특허권은 식물복합조성물의 항산화 및 면역세포 활성화, 암세포 생장 억제, 신장 및 간 독성 경감 등의 효능을 현저히 증가시킨다는 면에서 학계와 업계의 주목을 받은 바 있다. 참고로 폴리페놀은 식물에서 발견되는 천연 화학물(phytochemicals)의 일종으로 항산화 및 항염증 작용이 우수한 성분으로 알려져 있다. 또한 노화 방지, 치매 개선, 인지력 향상, 천식 및 호흡기 염증 개선 효능도 밝혀져 있다.[*]

헤모힘 원재료인 당귀, 천궁, 작약의 품종 및 원산지 등을 판별하는 기술도 특허등록되어 있다. 2015년 가짜 백수오 논란 같은 빌미를 원천 차단하

---

[*] 제품과 직접적인 관계가 없는 일반 정보에 한합니다.

려는 노력의 일환이기도 했다. 이 기술은 단시간에 원재료 식물의 특정 유전자(DNA)를 증폭시켜 유전 정보를 확인하는 중합효소연쇄반응(Polymerase Chain Reaction, PCR) 분석을 활용한 것으로, 일반인에게는 코로나19 판별 검사로도 잘 알려진 분석법이다. 원재료의 DNA를 추출하여 프라이머(DNA 검사용 시료)와 함께 반응시키면 프라이머가 특정 DNA에 결합하여 유전자가 증폭되는 원리이다. 원재료의 원산지와 가짜 원재료 판별에 기여하는 '완소'특허권이다.

관련 국내 특허등록 내역

1 **면역, 조혈기능 증진 및 방사선 방호용 생약 조성물 및 그의 제조 방법** / 0401955
　(한국원자력연구원, 기술출자, 소멸)

2 **조혈기능 증진 및 방사선 방호용 생약 추출물** / 0440863 (한국원자력연구원, 기술출자, 소멸)

3 **항암, 면역 및 조혈기능 증진 효과와 산화적 생체 손상의 억제 효과를 갖는 생약 조성물과 그 제조방법** / <식품조성물> 0506384 (한국원자력연구원, 기술출자, 소멸)

4 **항암, 면역 및 조혈기능 증진 효과와 산화적 생체 손상의 억제 효과를 갖는 생약 조성물과 그 제조방법** / <약학적 조성물> 0506396 (한국원자력연구원, 소멸)

5 **조혈 및 면역기능 증강 및 방사선 방호용 기능성식품** / 0449655 (한국원자력연구원, 소멸)

6 **피부 질환의 예방 및 치료용 생약 조성물** / 1010715 (한국원자력연구원, 등록)

7 **당뇨병 예방 및 치료용 생약 조성물** / 1195447 (한국원자력연구원, 등록)

8 **천식의 예방 및 치료용 생약 조성물** / 1370932 (한국원자력연구원, 등록)

9 **지용성 폴리페놀 성분이 증가된 생약 조성물 제조방법, 상기 방법으로 제조된 생약 조성물, 및 이의 용도** / 1652730 (한국원자력연구원, 등록)

10 당귀 추출물, 천궁 추출물 및 작약 추출물을 포함하는 간손상/간질환 예방,
  개선 또는 치료용 조성물 / 2173882 (콜마비앤에이치, 등록)

11 당귀 추출물, 천궁 추출물 및 작약 추출물을 포함하는 피로 회복 또는
  운동 수행능력 증진용 조성물 / 2188238 (콜마비앤에이치, 등록)

12 당귀 추출물, 천궁 추출물 및 작약 추출물을 포함하는 근력 개선 또는
  근감소 예방, 개선 또는 치료용 조성물 / 2223248 (콜마비앤에이치, 등록)

13 한국 품종 당귀 판별 방법 / 1816003 (콜마비앤에이치, 등록)

14 한국 재배 작약의 판별 방법 / 1919003 (콜마비앤에이치, 등록)

15 작약속 식물의 종 판별용 프라이머 세트 및 이를 이용하여 작약속 식물의 종을
  판별하는 방법 / 2014183 (콜마비앤에이치, 등록)

16 당귀의 종 판별용 프라이머 세트 및 이를 이용하여 당귀의 종을
  판별하는 방법 / 1936721 (콜마비앤에이치, 등록)

17 작약의 원산지 판별용 프라이머 세트 및 이를 이용하여 작약의 원산지를
  판별하는 방법 / 2096789 (콜마비앤에이치, 등록)

18 당귀, 천궁 및 작약의 열수 추출물과 홍삼 추출물 또는 가피타히보 추출물을
  포함하는 항산화, 항염증 및 면역 활성용 약학 조성물 및
  식품 조성물 / 2197183 (콜마비앤에이치, 등록)

19 약재의 원산지 판별 방법 및 약재의 원산지 혼합 비율 판별 방법
  / 2597136 (콜마비앤에이치, 등록)

20 천궁의 종 및 원산지 판별용 프라이머 세트, 및 이를 이용하여 천궁의 종
  및 원산지를 판별하는 방법 / 2643216 (콜마비앤에이치, 등록)

21 참당귀의 원산지 판별용 프라이머 세트 및 이를 이용하여
  참당귀의 원산지를 판별하는 방법 / 2669820 (콜마비앤에이치, 등록)

해외 특허등록, 글로벌 명품의 입지를 다지다

한국원자력연구원에서는 2003년부터 해외에서의 선제적 기술 확보를 위해 미국, 유럽, 일본 등에 당귀·천궁·작약으로 구성된 식물복합조성물의 효능과 제조 방법 등에 대해 특허등록을 마친 바 있다. 2019년 콜마비앤에이치에서는 싱가포르, 말레이시아, 러시아를 포함한 5개국에 식물복합조성물의 피로 회복 및 운동능력 향상 등에 대한 특허등록을 추가 진행해 2019년 출원, 2022년 러시아에 이어 2024년에는 미국 특허등록을 완료했다. 국내에 특허가 등록되어 있더라도 다른 나라에서는 특허 권리를 행사할 수 없기 때문에 다른 나라에서도 독점적·배타적 권리를 갖기 위해서는 해당 국가별 특허를 출원하여 특허권을 취득해야 한다.

하지만 말이 쉽지, 해외 특허등록은 각 나라마다 절차가 다르고 간혹 지나치게 까다로운 조건을 요구해 소요 기간이 천차만별이기도 하다. 우리나라의 경우 특허출원 후 등록까지 1년 정도 소요되지만 특허협력조약에 따른 PCT(Patent Cooperation Treaty) 국제출원의 경우 국제 예비 심사 후 각 국가별 심사를 통과해야 하기 때문에 2년 이상 소요되는 것이 태반이다.

 까다로운 절차와 오랜 기다림을 통과한 해외 특허권은 헤모힘의 기술력을 입증하면서 글로벌 인기를 더욱 공고히 하는 요인이다. 우리나라 식약처가 발표한 '2021 식품 등의 생산 실적'에 따르면 '헤모힘 당귀등 혼합추출물'의 한 해 수출액은 6,048만 달러(약 692억 원, 2021년 평균 환율 적용)로 4,832만 달러(약 553억 원)를 수출한 '홍삼'을 제치고 국내 건강기능식품 중 가장 많은 수출액을 기록하기도 했다. 경제 침체 속에서도 뉴질랜드, 튀르키예, 영국 등 해외 판매망을 확장했으며 수출 실적 또한 지속적인 증가 추세를 보이고 있다.

2024년 8월 기준, 개별인정형 원료 '헤모힘 당귀등 혼합추출물' 관련 국내외 26개 특허등록을 완료했으며, 추가적인 특허등록 또한 계속 진행 중이다. 각 나라 건강기능식품 시장의 특수성을 고려한 해외 특허등록은 글로벌 소비자에게 K-건강기능식품의 안전성과 효능에 대한 신뢰를 심어주고 있다.

관련 해외 특허등록 내역

1 Galenical Composition Having Anticancer/Immune/Hematopoietic Function Enhancing Effect And Oxidative Living Body Damage Suppressing Effect And Manufacturing Method Thereof (항암·면역·조혈 기능 증진 효능 및 산화적 생체 손상 억제 효능을 갖는 생약 조성물 및 이의 제조 방법) / 일본 / 4055951 (한국원자력연구원, 소멸)

2 Herbal composition for improving anticancer activity, immune response and hematopoiesis of the body, and protecting the body from oxidative damage, and the method of preparing the same (신체의 항암작용, 면역반응 및 조혈작용을 개선하고 산화적 손상으로부터 신체를 보호하기 위한 생약 조성물 및 그 제조 방법) / 미국 / 6964785 (한국원자력연구원, 소멸)

3 Herbal composition comprising Angelica gigantis, Cnidium officinale and Paeonia japonica (당귀, 천궁, 작약을 포함하는 생약 조성물) / 유럽 (개별 진입국: 영국, 독일, 프랑스, 이탈리아) / 1466608 (한국원사력연구원, 소멸)

4 Composition For Alleviating Fatigue Or Enhancing Exercise Capability Comprising Angelica Gigas Exract, Cnidium Officinale Extract And Paeonia Lactiflora Extract (당귀·천궁·작약 추출물을 포함한 피로회복 또는 운동능력 향상용 조성물) / 러시아 / 2780576 (콜마비앤에이치, 등록)

5 Composition For Alleviating Fatigue Or Enhancing Exercise Capability Comprising Angelica Gigas Exract, Cnidium Officinale Extract And Paeonia Lactiflora Extract(당귀·천궁·작약 추출물을 포함한 피로회복 또는 운동능력 향상용 조성물) / 미국 / 12029770 (콜마비앤에이치, 등록)

SCIE급 우수 국제 논문 21건도 잇따라 발표

 기술 상용화에 있어 특허권이 독자적이고 독점적인 기술의 안정적인 확보로 국가 산업 발전에 기여한다면 연구자의 논문은 개인의 학문적 결실일 뿐 아니라 해당 기술의 학술적 가치를 높이고 학문과 학계 전반의 진일보를 가져온다는 측면에서 높이 평가할 만하다. 이런 점에서 헤모힘 관련 학술 논문 또한 예외는 아니다.

 2005년 〈한국식품영양학회 저널(Journal of Korean Society of Food Science and Nutrition)〉에 '면역조혈계 및 재생조직의 방사선 손상에 대한 생약복합물(HIM-1)의 방호효과' 논문을 시작으로, 같은 해 동 학술 저널에 '방사선에 대한 생약복합조성물(HemoHIM)의 재생조직 및 면역계 방호·회복촉진 효과' 논문을, 같은 해 〈한국실험동물학회지(Laboratory Animal Research)〉에 한국원자력연구원과 전남대학교 공동 명의의 '생약복합조성물 헤모힘(HemoHIM®)의 항염증 작용' 논문을, 2006년 〈한국식품영양학회지〉에 '생약복합조성물(HemoHIM)의 수지상세포 활성화 효과' 논문 등을 게재했다. 같은 해에 한국식품영양과학회 영문 학술 저널인 〈Journal of Food Science and Nutrition(식품과학 및 영양 저널)〉에 'Immunomodulatory Effect of a New Herbal Preparation (HemoHIM) in Cyclophosphamide-treated Mice(면역 억제된 생쥐로 살펴본 새로운 생약조성물 헤모힘의 면역조절 효과)' 논문을 게재했다.

 연구개발 초기, 제품으로 상용화되기 전까지는 기술 보호를 위해 논문 게재를 자제해 왔으나, 식약처의 개별인정형 건강기능식품 심사 자료 제출 시에는 학술지에 게재된 논문이 필요하게 되었다. 빠른 시일 내로 발표 논문을 수집하기 위해 우선적으로 국내 학술지에 게재하게 되었다. 또 한편으로는 헤모힘 원천기술에 대한 논문을 국내 학술지에 국문으로 발표함으로써 국내 학술 활동에 먼저 기여하고자 하는 측면도 있었다. 향후 헤모힘이 유명해진다면 그 원천기술을 제대로 인용하기 위해 한국어로 된 한국 저널을 찾아보라는 의도도 담겨 있었다.

2007년 SCIE급 국제 학술 저널인 〈Phytotherapy Research(식물요법 연구)〉에 'Antiinflammatory Activity of an Herbal Preparation (HemoHIM) in Rats(실험동물 랫트에서 헤모힘의 항염증 효과)' 논문을, 2008년 같은 저널에 'Restoration of the Immune Functions in Aged Mice by Supplementation with a New Herbal Composition, HemoHIM(노령 생쥐에서 새로운 생약조성물 헤모힘 섭취에 의한 면역기능 회복)' 논문을 게재(2006년 투고)하였다. 2006년 8월, 이러한 논문들 중 일부는 게재된 상태로, 또 일부는 투고 형태로 헤모힘이 식약처의 개별인정형 건강기능식품으로 인정받는 데에 기여하게 되었다. 이후에는 SCIE급 국제 학술 저널에 논문을 게재하기 위해 주력했다.

여기서 SCIE(Science Citation Index Expanded, 과학기술 논문 인용색인 확장판)는 미국 클래리베이트 애널리틱스(Clarivate Analytics)가 구축한 국제 학술 논문 데이터베이스로, 매년 학술적 기여도가 높은 학술 논문만을 엄선, 얼마나 인용되는지를 데이터화하고 있다. 공신력 있는 SCIE급 학술 저널에 게재되었다는 것은 전 세계적으로 권위를 인정받는 연구이고 그만큼 학술적 가치가 우수하다는 것을 증명하는 셈이다.

한국원자력연구원의 기술 출자와 함께 헤모힘의 후속 연구를 이어받은 콜마비앤에이치에서도 논문 발표는 활발히 지속되었다. 그중 조성기 박사가 은퇴를 앞두고 콜마비앤에이치 연구원들과 협업한 논문은 남다른 의미가 있다. 2019년 SCIE급 〈Pharmaceutical biology(제약생물학)〉 저널에 공동 발표한 'Protective effects of a standardized extract (HemoHIM) using indomethacin- and ethanol/HCl-induced gastric mucosal injury model(위점막 염증 모델에서의 표준 추출물 헤모힘의 보호 효과)' 논문은 과거가 현재와 효율적으로 소통하며 헤모힘을 통해 인류 건강의 미래를 구상한다는 점에서 더욱 뜻깊다고 할 수 있다.

2005년부터 2024년까지 이어온 헤모힘 논문은 2024년 8월 기준 총 38건으로 집계되었다. 그중 SCIE급 국제 학술 저널 게재는 총 21건에 달한다. SCIE에 'HemoHIM'으로 검색했을 때 일렬로 리스트업되는 많은 논문들. 연구원에게는 명예와 자부심, 헤모힘에게는 '넘사벽' 스펙의 이력서다.

관련 논문 목록

번호	제목	저널	연도
1	면역조혈계 및 재생조직의 방사선 손상에 대한 생약복합물(HIM-1)의 방호효과 [Effect of a Herb Mixture (HIM-I) on the Protection of the Hematopoietic-Immune System and Self-renewal Tissues against Radiation Damage]	한국식품영양과학회지 [Journal of Korean Society of Food Science and Nutrition]	2005

2	방사선에 대한 생약복합조성물(HemoHIM)의 재생조직 및 면역계 방호·회복촉진 효과 [Protective Effect of a Herbal Preparation (HemoHIM) on the Self-Renewal Tissues and Immune System against ɤ-irradiation]	한국식품영양과학회지 [Journal of Korean Society of Food Science and Nutrition]	2005
3	생약복합조성물(HemoHIM®)의 항염증작용 [Anti-inflammatory Acitivities of a Herbal Preparation (HemoHIM®)]	Laboratory Animal Research 한국실험동물학회 저널	2005
4	생약복합조성물(HemoHIM)의 수지상세포 활성화 효과 [Effects of a Herbal Composition (HemoHIM) on the Activation of Dendritic Cells]	한국식품영양과학회지 [Journal of Korean Society of Food Science and Nutrition]	2006
5	Immunomodulatory Effect of a New Herbal Preparation (HemoHIM) in Cyclophosphamide-treated Mice	Journal of Food Science and Nutrition	2006
6	과산화수소의 산화적 스트레스로 유도된 Apoptosis에 대한 생약복합조성물 (HemoHIM)의 방호효과 평가 [Protective Effects of a Herbal Composition (HemoHIM) Against Apoptosis Induced by Oxidative Stress of Hydrogen Peroxide]	한국식품영양과학회지 [Journal of Korean Society of Food Science and Nutrition]	2006
7	Antiinflammatory Activity of an Herbal Preparation (HemoHIM) in Rats	Phytotherapy Research (SCIE)	2007

8	Trinitrobenzene sulfonic acid에 의해 유발된 랫드의 대장염에서 HemoHIM의 항염증 효과 [Anti-inflammatory activities of a herbal preparation (HemoHIM) in colitis induced by trinitrobenzene sulfonic acid in rats]	대한수의학회지 [Korean Journal of Veterinary Research]	2007
9	Restoration of the Immune Functions in Aged Mice by Supplementation with a New Herbal Composition, HemoHIM	Phytotherapy Research (SCIE)	2008
10	생약복합조성물(HemoHIM)의 사람 비만세포주 활성 억제 효과 [Inhibitory Effects of a Herbal Composition (HemoHIM) on the Activation of Human Mast Cell Line (HMC-1)]	생명과학회지 [Journal of Life Science]	2009
11	Enhanced antitumor efficacy of cisplatin in combination with HemoHIM in tumor-bearing mice	BMC cancer (SCIE)	2009
12	The Effect of HemoHIM on Ultraviolet B-induced Acute Skin Damages in Mouse	Laboratory Animal Research	2009
13	HemoHIM Improves Ovarian Morphology and Decreases Expression of Nerve Growth Factor in Rats with Steroid-Induced Polycystic Ovaries	Journal of Medicinal Food (SCIE)	2009
14	Protective Effect of an Herbal Preparation (HemoHIM) on Radiation-Induced Intestinal Injury in Mice	Journal of Medicinal Food (SCIE)	2009

15	Protective Effect of an Herbal Preparation (HemoHIM) on 5-Fluorouracil-Induced Intestinal Injury in Mice	Laboratory Animal Research	2009
16	HemoHIM Enhances the Therapeutic Efficacy of Ionizing Radiation Treatment in Tumor-Bearing Mice	Journal of Medicinal Food (SCIE)	2010
17	자외선 B 조사 마우스에서 표피멜라닌세포 변화에 대한 헤모힘의 방어효과 [Protective Effect of HemoHIM on Epidermal Melanocytes in Ultraviolet-B Irradiated Mice]	대한방사선방어학회지 [Journal of Radiation Protection]	2011
18	생약복합조성물(HemoHIM)의 자외선 조사로 억제된 랑게르한스 세포의 항원제시기능 방호효과 [Inhibitory Effects of a New Herbal Composition (HemoHIM) on UVB-Induced Suppression of Langerhans Cell's Accessory Cell Function]	생명과학회지 [Journal of Life Science]	2011
19	HemoHIM Ameliorates the Persistent Down-Regulation of Th1-like Immune Responses in Fractionated γ-Irradiated Mice by Modulating the IL-12p70-STAT4 Signaling Pathway	Radiation Research (SCIE)	2012
20	Screening of Anti-Obesity Agent from Herbal Mixtures	Molecules (SCIE)	2012
21	Preventative Effect of an Herbal Preparation (HemoHIM) on Development of Airway Inflammation in Mice via Modulation of Th1/2 Cells Differentiation	PLOS One (SCIE)	2013

22	Protective Effects of HemoHIM on Immune and Hematopoietic Systems Against ɤ-Irradiation	Phytotherapy Research (SCIE)	2014
23	Immunomodulatory and Antidiabetic Effects of a New Herbal Preparation (HemoHIM) on Streptozotocin-Induced Diabetic Mice	Evidence-Based Complementary and Alternative Medicine (SCIE)	2014
24	마우스세포를 이용한 홍삼추출물과 생약복합추출물의 병용 처리에 따른 면역활성 효과 [Immunological Synergistic Effects of Combined Treatment with Herbal Preparation (HemoHIM) and Red Ginseng Extracts]	한국식품영양과학회지 [Journal of Korean Society of Food Science and Nutrition]	2015
25	Herbal preparation (HemoHIM) enhanced functional maturation of bone marrow-derived dendritic cells mediated toll-like receptor 4	BMC Complementary and Alternative Medicine (SCIE)	2016
26	생약조성물(MH-30)의 면역조혈계 및 재생조직 방사선 손상에 대한 방호 효과 [Protective Effects of New Herbal Composition (MH-30) against Radiation Injuries in Hematopoietic and Self-Renewal Tissues]	한국식품영양과학회지 [Journal of Korean Society of Food Science and Nutrition]	2016
27	HemoHIM, a herbal preparation, alleviates airway inflammation caused by cigarette smoke and lipopolysaccharide	Laboratory Animal Research	2017

28	Preventive Effect of the Herbal Preparation, HemoHIM, on Cisplatin-Induced Immune Suppression	Evidence-Based Complementary and Alternative Medicine (SCIE)	2019
29	Protective effects of a standardized extract (HemoHIM) using indomethacin- and ethanol/HCl-induced gastric mucosal injury models	Pharmaceutical biology (SCIE)	2019
30	Synergistic Anti-cancer Activity of MH-30 in a Murine Melanoma Model Treated With Cisplatin and its Alleviated Effects Against Cisplatin-induced Toxicity in Mice	in vivo (SCIE)	2020
31	Standardized Extract (HemoHIM) Protects against Scopolamine-Induced Amnesia in a Murine Model	Evidence-Based Complementary and Alternative Medicine (SCIE)	2021
32	Antioxidant and antifatigue effect of a standardized fraction (HemoHIM) from *Angelica gigas*, *Cnidium officinale*, and *Paeonia lactiflora*	Pharmaceutical biology (SCIE)	2021
33	Standardized Extract (HemoHIM) from *Angelica gigas* Nakai, *Cnidium officinale* Makino and *Paeonia lactiflora* Pallas Extract Attenuates Acetaminophen-Induced Liver Injury in Human Hepatocellular Carcinoma Cells and Mice Model	Indian Journal of Pharmaceutical Sciences (SCIE)	2021

34	Standardized Extract (HemoHIM) Ameliorated High Intensity Exercise Induced Fatigue in Mice	Natural Product Sciences	2022
35	Effect of herbal preparation HemoHIM on fatigue level and exercise performance: A randomized, placebo-controlled, double-blind, and parallel clinical trial	Phytomedicine Plus	2022
36	Evaluation of acute, 28-day, 13-week repeated dose oral toxicity and genotoxicity of a herbal extract (HemoHIM G) from *Angelica sinensis*, *Ligusticum chuanxiong*, and *Paeonia lactiflora*	Toxicological Research (SCIE)	2024
37	Antioxidant and Anti-Fatigue Effects of a Standardized Botanical Extract Fraction (HemoHIM) in Forced-Exercised Aged Mice	Journal of Medicinal Food (SCIE)	2024
38	Evaluation of acute, repeated dose 28-day and 13-week oral toxicity and genotoxicity of a standardized fraction (HemoHIM) from *Angelica gigas*, *Cnidium officinale*, and *Paeonia lactiflora*	Toxicological Research (SCIE)	2024

과학적으로 입증된 헤모힘의 기대 효과와 후속 연구를 위한 제안

국내 유수 학술지는 물론 국제 SCIE급 학술 저널에 소개된 헤모힘(HemoHIM)에 대한 연구 논문은 헤모힘의 면역 증진 기대 효과를 과학적, 객관적으로 제시하는 근거가 된다. 국내외 학계에서 헤모힘의 연구 논문에 주목하는 이유도 여기에 있다. 면역 개선과 더불어 추가적으로 규명된 몇 가지 기대 효과가 인류 건강을 진일보하게 만들 또 하나의 후속작으로 이어질 수 있기 때문이다. 우리나라 면역학회와 백신학회를 이끌었던 강진한 소장 역시 헤모힘의 연구 논문에서 헤모힘의 기대 효과와 이것이 가져다줄 인류 건강의 미래를 발견했다.

기고_ 강진한 (가톨릭의과대학 백신바이오연구소 소장)

※ 헤모힘(HemoHIM) 논문에 근거하여 서술하였으며, 향후 적용 범위 확대를 위한 후속연구 제안입니다. 기대 효과가 바로 반영될 수 있다는 것은 아님을 밝힙니다.

인간의 면역은 개개인마다 다르기 때문에 면역을 평가하는 보편적인 척도가 없다. 개별적 또는 부분적으로 평가할 수밖에 없기 때문에 면역조절 및 강화를 위한 의약품과 건강기능식품의 경우 인체 대상의 임상 연구가 매우 제한적이고 어렵다. 따라서 전문가들은 동물모델을 통한 연구 논문으로 기대 효과를 간접적으로 또는 반복적으로 입증하게 되고, 이러한 과학적이고 객관적인 연구 논문을 통해 우리는 의약품과 건강기능식품의 역할, 품질을 평가하게 된다.

기대 효과를 체계적으로 증명한
세계에서 보기 드문 건강기능식품 '헤모힘'

헤모힘(HemoHIM)의 연구 논문 역시 '동물실험 연구(in vivo study)'에 기반하고 있다. 노화 동물 모델은 물론 종양 및 염증, 장기 결손 등이 있는 동물모델을 통해 객관적 효과를 밝혀냄으로써 실제 이런 상황에 처한 노인들과 기저 질환 환자들을 대상으로 기대 효과를 예측할 수 있게 한다. 여기에서 '헤모힘(HemoHIM)'으로 명칭된 시료는 부원료를 넣어 완제품으로 만들기 직전 단계의 주원료로서, 그 기대 효과를 여러 가지 실험모델에서 과학적이고 체계적으로 입증해낸 세계에서 보기 드문 사례라는 점에서 더욱 주목할 만하다.

2024년 8월 기준으로 SCIE급 국제 학술 저널에만 21편의 연구 논문이 발표되었는데, 이는 동물실험 및 연구 과정이 치밀하게 설계되었으며, 연구 결과 역시 우수성과 신뢰성, 객관성을 담보한다고 할 수 있다. 생물 과학 연구에서는 연구 결과의 객관적 사실을 증명하기 위해 반복 실험으로 동일한 결과가 나타나는지, 그 재현성을 입증해야 한다. 국제 학술 저널에서 소개한 헤모힘(HemoHIM)의 논문은 모두 재현성을 입증하여 믿을 만한 객관적 결과를 증명하고 있다.

그렇다면 국제 학술 저널에 발표된 헤모힘(HemoHIM)의 연구 논문들이 우리에게 무엇을 증명하고 있을까. 그리고 면역 개선 효과와 그 밖의 기대 효과들이 가져올 인류 건강의 미래는 무엇일까. SCIE급 국제 학술 저널에 발표된 헤모힘(HemoHIM)의 연구 논문에서 주요 기대 효과를 선별, 의학 연구자의 시각으로 헤모힘(HemoHIM)의 후속 연구 방향을 예측하여 제안해 본다.

❶ 도움T세포, NK세포 등 면역세포 활성화 효과를 토대로 면역 노화 개선 관련 후속 연구 제안

2008년 국제 학술 저널 〈Phytotherapy Research(식물요법 연구)〉에 소개된 'Restoration of the Immune Functions in Aged Mice by Supplementation with a New Herbal Composition, HemoHIM(노령 생쥐에서 새로운 생약조성물 헤모힘 섭취에 의한 면역기능 회복)' 논문에서는 노화된 동물 모델을 대상으로 면역 복원력 여부를 평가함으로써 헤모힘(HemoHIM)의 면역세포 활성화 효과를 제시하고 있다.

우선 면역계의 노화가 진행되면 '1형 도움T세포(Th1)'의 기능은 저하되는 반면 '2형 도움T세포(Th2)' 기능은 상대적으로 큰 변화가 없어 기능 간의 불균형이 발생하게 된다. 1형과 2형 도움T세포 간의 기능적 불균형은 면역계의 비정상적 반응을 유발하는 요인이 된다.

이 연구에서 노화된 생쥐에게 헤모힘(HemoHIM)을 섭취시킨 결과 1형 도움T세포의 기능이 활성화되어 1형과 2형 도움T세포의 기능이 균형 상태로 복원되는 것을 확인할 수 있었다. 또한 감염으로 손상된 세포와 암세포를 중점적으로 제거하는 '자연살해세포(NK세포)'의 증가와 기능 활성화가 입증되었다. 1형 및 2형 도움T세포 간의 균형을 맞추어 줄 뿐만 아니라 여러 가지 방어면역 역할에 관여하는 사이토카인인 '활성형 인터루킨-12(IL-12p70)' 역시 헤모힘(HemoHIM)을 섭취시키지 않은 대조군에 비해 뚜렷하게 상승하는 결과를 보여주었다. 이 같은 연구 결과는 노화에 따른 면역기능 저하 상태에서 잔류 선천 면역세포와 적응 면역세포를 활성화해 면역기능을 복원할 수 있는 가능성을 제시했다는 점에서 큰 의의를 갖는다. 50세 무렵 찾아오는 면역 노화에 헤모힘이 하나의 개선책이 될 것으로 기대되는 이유이다.

❷ 항염증 효과를 토대로 소화기 염증 개선 관련 후속 연구 제안

이물질, 약제, 기저 질환 및 면역 노화 등으로 면역기능이 손상되거나 저하되면 우리 몸에서는 염증반응이 빈번해지게 된다. 호흡기 점막, 소화기 점막 등에 염증반응이 지속되어 염증성 호흡기질환이나 궤양성 염증 질환 등이 발생하는 것이다. 노화로 면역이 저하 혹은 불균형화된 노인의 경우 염증성 반응이 지속되면 건강에 치명적인 위해 요소가 될 수 있다.

동물모델 연구를 통해 확인한 헤모힘(HemoHIM)의 두 번째 기대 효과는 바로 항염증 작용이다. 2007년 국제 학술 저널 〈Phytotherapy Research(식물요법 연구)〉에 소개된 'Antiinflammatory Activity of an Herbal Preparation (HemoHIM) in Rats(실험용 쥐(래트))에서 생약조성물 헤모힘의 항염증 작용)' 논문에서는 염증성 궤양이 있는 모델 쥐에게 헤모힘(HemoHIM)을 섭취시킨 결과 조직학적으로 궤양성 병변과 염증반응이 현저히 개선된 것으로 드러났다. 2019년 국제 학술 저널 〈Pharmaceutical biology(제약 생물학)〉에 소개된 'Protective effects of a standardized extract (HemoHIM) using indomethacin and ethanol/HCl-induced gastric mucosal injury models(화학물질 인도메타신과 에탄올/염산으로 유도된 위 점막 손상 모델에서 헤모힘의 보호 효과)' 논문에서도 위염과 위궤양 모델 쥐에게 헤모힘(HemoHIM)을 섭취시킨 결과, 위의 염증과 궤양이 개선되었음을 조직 및 염증 세포 분석을 통해 보여주고 있다. 이 결과들을 토대로 항염증 효과를 기반으로 한 소화기 염증 완화를 위한 제품으로 개발 가능성을 제안한다.

❸ 알레르기 등에 의한 호흡기 염증 개선 관련 후속 연구 제안

2013년 국제 학술 저널 〈PLOS One(퍼블릭 라이브러리 오브 사이언스 원)〉에 소개된 'Preventative Effect of an Herbal Preparation (HemoHIM) on Development of Airway Inflammation in Mice via Modulation of Th1/2 Cells Differentiation(생약조성물 헤모힘의 1형 도움T세포와 2형 도움T세포 분화 조절(균형)을 통한 호흡기 염증 발생 예방 효과)' 논문에서는 '호흡기 알레르기에 의한 염증에 대한 헤모힘(HemoHIM)'의 완화 효과를 확인하였다. 알레르기 반응에서 나타나는 1형 도움T세포와 2형 도움T세포 간의 불균형이 헤모힘(HemoHIM)을 사전에 섭취시켰을 때 균형 상태로 유지되어 면역 안정화에 의한 염증 조절이 밝혀졌다. '헤모힘'이 호흡기 알레르기 유발 염증을 완화한다는 사실이 간접적으로 입증된 것이다.

흡연, 미세먼지 및 만성 폐 염증 등에 의해 발생하는 만성폐쇄성폐질환(chronic obstructive pulmonary disease, COPD)에 대한 헤모힘(HemoHIM)의 염증 완화 효과를 확인하기 위한 동물실험도 진행되었다. 2017년 국제 학술 저널 〈Laboratory Animal Research(실험동물연구)〉에 소개된 'HemoHIM, a herbal preparation, alleviates airway inflammation caused by cigarette smoke and lipopolysaccharide(생약조성물 헤모힘이 담배 연기 및 화학물질 리포폴리사카라이드로 유발되는 호흡기 염증을 완화시킨다)' 논문에서는 헤모힘(HemoHIM)을 섭취시킨 모델의 경우 기관지 및 폐내 염증성 세포 침윤이 대조군에 비해 현저히 감소하였고 염증 연관성 물질의 농도도 뚜렷하게 낮아지는 결과가 나타났다. 헤모힘(HemoHIM)이 만성 호흡기 염증을 완화할 수 있음을 제시하고 있다.

이런 헤모힘(HemoHIM)의 항염증 효과 연구는 호흡기 및 소화기 점막 염증과 알레르기 물질에 의한 염증 조절에 헤모힘(HemoHIM)의 역할을 기대하게 한다. 향후 면역 노화에 의한 지속 염증에도 헤모힘(HemoHIM)의 역할을 입증할 연구가 이어지길 바라본다.

❹ 면역 조절 효과로 중요 장기의 손상 기능 보완 관련 후속 연구 제안

2014년 국제 학술 저널 〈Evidence-Based Complementary and Alternative Medicine(근거기반 보완대체의학)〉에 소개된 'Immunomodulatory and Antidiabetic Effects of a New Herbal Preparation (HemoHIM) on Streptozotocin-Induced Diabetic Mice(화학물질 스트렙토토신으로 당뇨가 유발된 생쥐에서 새로운 생약조성물 헤모힘의 면역조절 및 항당뇨 효과)' 논문에서는 당뇨 모델 동물실험을 통해 헤모힘(HemoHIM)의 면역 조절 효과로 중요 장기(췌장)의 손상 기능을 보완하는 역할을 소개하고 있다. 당뇨 모델 동물에게 헤모힘(HemoHIM)을 섭취시킨 결과, 췌장에서 인슐린을 분비하는 베타세포(β세포)가 거의 정상적으로 복원되어 인슐린 분비와 당에 대한 인슐린 역할(당 저하 기능)이 개선된 결과를 확인한 것이다. 이러한 결과는 헤모힘(HemoHIM)을 섭취시킨 당뇨 모델 개체에서 흉선의 무게가 증가하였고, 혈액 내 백혈구 수가 정상 범위로 환원되었으며, 비장 내 1형 도움T세포와 2형 도움T세포의 수가 균형을 찾아 면역기능 조절 효과(immune regulatory effects)가 개선되었기 때문으로 추정하고 있다. 결과적으로 면역기능 조절 효과가 손상된 췌장 기능의 정상화로 이어진 것이다.

2016년 국제 학술 저널 〈BMC Complementary and Alternative Medicine(BMC 보완대체의학)〉에 소개된 'Herbal preparation (HemoHIM) enhanced functional maturation of bone marrow-derived dendritic cells mediated toll-like receptor 4(생약조성물 헤모힘은 톨-유사 수용체 4를 매개로 골수 유래 수지상 세포의 기능적 분화를 향상시킨다)' 논문에서는 헤모힘(HemoHIM)이 골수 유래 수지상 세포의 기능적 분화를 높이고 T-림프구의 면역기능 조절 효과를 증진시키는 것으로 확인되었다. 선천 면역세포 중 수지상 세포(dendritic cells)는 침투된 항원 물질을 신속히 포획하여 T-림프구에 항원의 정체를 노출(presenting)시킨다. 항원의 정보를 전달받은 T-림프구는 면역조절 기능을 활성화하고 지속적으로 유지해 항원에 효과적으로 대응한다. 이런 과정에서 헤모힘(HemoHIM)은 골수 유래 수지상 세포의 기능적 분화를 증가시키고 T-림프구를 활성화시켜 면역반응을 균형적으로 증진시킨다.

이러한 헤모힘(HemoHIM)의 면역기능 조절 효과는 췌장, 간, 폐, 신장 등과 같은 주요 장기의 정상적 기능 유지를 기대하게 한다. 앞으로 헤모힘(HemoIIIM)을 섭취한 경우와 아닌 경우에서 주요 장기 기능 유지의 차이를 비교 연구한다면 헤모힘(HemoHIM)의 장기 기능 유지 역할을 더욱 구체적으로 입증, 적용할 수 있을 것이다.

❺ 방사선 치료 부작용 경감 및 빠른 회복 기대 관련 후속 연구 제안
암 치료에서 방사선 요법은 매우 중요한 치료 수단이다. 문제는 방사선 치료를 하는 과정에서 암세포와 함께 정상 장기와 정상 세포 역시 손상될 수 있다는 점이다. 특히 면역학적으로 T-림프구 기능을 저하시켜 면역 손상이 유발될 수 있다.

 2012년 국제 학술 저널 〈Radiation Research(방사선 연구)〉에 발표된 'HemoHIM Ameliorates the Persistent Down-Regulation of Th1-like Immune Responses in Fractionated ɤ-Irradiated Mice by Modulating the IL-12p70-STAT4 Signaling Pathway(감마 방사선을 여러 번 나누어 쪼인 생쥐에서 나타나는 1형 도움T세포 면역반응의 지속적 하향 조절을 헤모힘이 인터루킨-12p70(활성형 분자) ― 유전자 전사 신호 전달/활성화 물질-4 경유 신호전달경로를 조절함으로써 개선한다)' 논문에서는 헤모힘(HemoHIM)의 방사선 방어 효과를 확인할 수 있다. 전신에 방사선을 조사한 동물모델을 대상으로 실험한 결과, 헤모힘(HemoHIM)을 섭취시킨 개체군에서는 1형 도움T세포와 2형 도움T세포가 정상적으로(균형 상태로) 복원된다는 사실이 입증되었다. 비장 내 선천 면역 세포인 자연살해세포(NK세포)도 정상화되었다. 방사선 치료를 받는 환자들의 T-림프구 면역기능과 자연살해세포 기능 개선이 기대되는 연구 결과이다.

 방사선 치료의 가장 심각한 부작용 중 하나는 골수의 기능이 손상되어 새로운 백혈구 생성이 억제되는 것이다. 헤모힘(HemoHIM)은 골수 줄기세포(bone marrow stem cells)의 활성화를 기대할 수 있어 이런 문제점을 개선할 수 있을 것으로 예측한 동물모델 실험도 있다. 바로 2014년 국제 학술 저널 〈Phytotherapy Research(식물요법 연구)〉에 소개된 'Protective Effects of HemoHIM on Immune and Hematopoietic Systems Against ɤ-Irradiation(감마 방사선 조사에 대항하여 헤모힘의 면역 및 조혈 시스템 방어 효과)' 논문이다. 해당 논문에서는 헤모힘(HemoHIM)을 투여받은 개체군에서 말초혈액 내 백혈구, 비장 내 백혈구 및 선천 면역세포가 방사선 조사 후에 정상으로 복원되는 결과를 보여주었다. 헤모힘(HemoHIM)이 골수 줄기세포 활성화와 함께 방사선을 적절히 방어하는 방어제(ideal radioprotector) 역할이 있는 것으로 추정되며, 이로 인해 헤모힘(HemoHIM)이 방사선 부작용을 줄이고 면역기능을 활성화해 빠른 회복을 도울 수 있을 것으로 보고 있다. 향후 방사선 치료 전과 치료 후, 헤모힘(HemoHIM) 섭취에 따른 기대 효과를 구체적으로 입증한다면 헤모힘(HemoHIM)의 적절한 섭취 시기와 섭취 기간까지 예측할 수 있을 것으로 기대된다.

❻ 항암제 치료에 헤모힘 병행 시 부작용 완화 및 면역 회복 증진 관련 후속 연구 제안

현대 의학에서 암 치료는 단독 요법보다는 병행 요법을 실시하여 항암 효과를 높이고 부작용을 줄이는 방향으로 진행되고 있다. 약물 외에도 방사선 치료, 면역 치료, 세포 치료와 외과적 수술 등을 모두 병행하여 최대 효과와 최소 부작용을 목표로 한다. 이런 관점에서 항암제와 헤모힘(HemoHIM)의 병행 요법 효과에 관한 동물실험 연구가 진행된 바 있다.

2009년 국제 학술 저널 〈BMC Cancer(BMC 종양)〉에 발표된 'Enhanced antitumor efficacy of cisplatin in combination with HemoHIM in tumor-bearing mice(암을 이식한 생쥐에서 헤모힘 병행으로 시스플라틴(항암제 일종)의 항암효과 증진)' 논문에서는 흑색종(melanoma) 동물모델에 대해 종양 치료에 사용되는 시스플라틴(cisplatin, 항암제의 일종) 단독 요법 시험군과 헤모힘(HemoHIM)을 함께 섭취시킨 병행 요법 시험군으로 나눠 비교해 보았다. 그 결과, 병행 요법 시험군은 단독 요법 시험군에 비해 종양의 크기가 현저히 작아졌으며, 자연살해세포(NK세포), 도움T세포(1형, 2형)의 균형적인 활성화가 확인되었다. 반면 신장 독성은 낮은 결과를 보여 헤모힘(HemoHIM) 섭취가 시스플라틴 치료에 도움이 되는 것으로 드러났다.

이 연구 관련 후속 연구로서 헤모힘(HemoHIM) 생산 공정 수정을 통해 지용성 폴리페놀 성분을 강화하여 업그레이드한 조성물 MH-30의 사이토카인 증가와 간 및 신장 독성이 경감되는 것까지 추가 확인, 2020년 국제 학술 저널 〈in vivo〉에 항암제 시스플라틴과 시너지 효과를 나타내는 것으로 다시 한번 발표되었다. 〈논문: Synergistic Anti-cancer Activity of MH-30 in a Murine Melanoma Model Treated With Cisplatin and its Alleviated Effects Against Cisplatin-induced Toxicity in Mice(생쥐 흑색종양 모델에서 항암제 시스플라틴과 MH-30 병용 시의 항암 시너지 효과 그리고 생쥐에서 시스플라틴으로 유발되는 독성 경감 효과)〉

다양한 종양 치료에 사용되는 시스플라틴은 치료 과정에서 대부분의 항암 치료제와 마찬가지로 면역 억제와 같은 부작용이 수반된다. 시스플라틴의 면역 억제를 헤모힘(HemoHIM)의 면역증진 효과가 상쇄할 수 있는지도 동물모델 실험 결과를 통해 확인할 수 있다. 2019년 국제 학술 저널 〈Evidence-Based Complementary and Alternative Medicine(근거기반 보완대체의학)〉에 소개된 'Preventive Effect of the Herbal Preparation, HemoHIM, on Cisplatin-Induced Immune Suppression(항암제 시스플라틴으로 유발된 면역억제에 대한 생약조성물 헤모힘의 개선 효과)' 논문에 따르면 헤모힘(HemoHIM) 병행 섭취 시 자연살해세포(NK세포) 기능 활성화, 도움T세포의 수 증가 및 기능의 균형적 활성화, 식균작용 기능 개선으로 시스플라틴에 의한 면역 억제에 대한 개선에 도움을 주는 것으로 나타났다.

이와 같은 항암제 치료와 헤모힘(HemoHIM)을 병행하였을 때의 효과 연구를 통해 헤모힘(HemoHIM)이 항암제에 의한 부작용의 완화와 면역기능의 빠른 회복에 유용할 수 있다는 사실을 확인할 수 있었다. 이를 토대로 항암제 치료 시 헤모힘(HemoHIM)의 병행 적용 범위를 확대하기 위한 연구가 후속되어 좋은 결과로 이어지길 기대한다.

노인 및 기저 질환자에게 면역기능 개선은 큰 도움이 될 것

인간의 선천 면역세포는 외부로부터 침투한 병원균과 이물질을 수 시간에서 수일 내 제거하여 방어하고, 체내에서 손상된 세포와 암세포를 제거하며 염증 차단 및 완화하는 역할을 한다. 최근 면역학 분야에서 선천면역의 중요성이 더욱 부상되는 이유는 선천 면역세포가 면역 결손 또는 손상이 있는 상황에서도 다른 특화된 면역세포의 도움 없이 단독으로 역할을 실행, 면역기능을 발휘할 수 있기 때문이다. 특히 NK세포, 단핵구 등과 같은 일부 선천 면역세포는 경험으로 학습된 '훈련 면역(trained immunity)'이 있어 자신들이 발휘한 면역기능을 기억하고 있다. 노화로 인해 면역이 저하된 노인들과 기저 질환 및 약물, 방사선 등으로 면역이 손상된 환자에게 일부 남아 있는 선천 면역세포를 활성화함으로써 면역기능을 유지 또는 복원하는 시도와 노력이 현재 활발히 전개되고 있다.

이 같은 경향으로 볼 때 앞서 요약한 헤모힘(HemoHIM)의 연구 결과는 이미 그 가능성을 증명함과 동시에 방향성도 제시하고 있다. 과학적으로 입증된 헤모힘(HemoHIM)의 면역 개선 효과는 향후 급격히 증가하는 고연령층과 기저 질환으로 면역 손상과 기능 저하를 겪는 환자들에게 건강한 삶을 유지하게 하는 데 커다란 도움이 될 수 있다. 40년 넘게 면역 손상과 결함이 있는 환자들을 돌본 의료인 입장에서 이들에게 일상을 누릴 수 있는 건강이 얼마나 절실한지 잘 알고 있다. 그 마음에 깊이 공감하기에 도움이 될 수 있는 여러 방안을 모색해 보았는데, 그중 헤모힘은 매우 객관적으로 잔류 선천면역 강화에 도움을 줄 수 있다고 확신하고 있다.

헤모힘(HemoHIM) 후속 연구로 적용 가능한 범위 확대해야

 무엇보다 연구 논문을 통해 과학적, 객관적으로 입증된 헤모힘(HemoHIM)의 효과는 인류 건강 증진을 위해 더 많은 것을 기대하게 한다. 향후 헤모힘(HemoHIM)의 용량, 용법, 적응증에 대한 임상 연구가 지속되어 더 많은 사람들을, 더 효과적으로 도울 방법을 모색한다면 더 바랄 나위가 없겠다.

 가령 장 기능이 약한 경우 장 누수에 의한 장 점막 손상과 장내 미생물(장 마이크로바이옴)의 불균형이 발생해 장 면역세포가 면역에 집중하지 못하게 된다. 결국 장 면역기능에도 변화가 일어나 헤모힘(HemoHIM)의 장내 흡수 장애와 함께 면역 개선 효과도 기대치보다 낮아질 수 있다. 이런 장 누수는 약물(항생제, 항염증제 등) 남용, 가공식품 사용 증가, 스트레스, 노화, 기저 질환에 의해 증가하는 추세이다. 전 인구의 30~40%에서 증상이 나타나는 것으로 알려져 있다. 이런 장 누수를 개선하려면 기본적으로 건강한 생활 습관과 식이요법, 마음의 여유를 갖는 것이 중요하다. 보조적으로 사균화된 유산균(열처리 유산균)과 마이크로바이옴 친화 섬유질 보충이 커다란 도움이 된다. 장 누수가 해결되어 장 건강이 개선된다면 헤모힘(HemoHIM)에 의한 면역기능 개선 효과도 더욱 좋아질 수 있다.

 면역은 질병 예방을 위해 가장 중요한 생물학적 방어 기능으로, 면역기능이 저하 또는 손상되면 우리 몸은 감염이나 질병 발생에 더욱 취약해진다. 더구나 면역기능은 신체 노화에 따라 자연적으로 퇴행할 수밖에 없어, 수명 증가에 따른 면역 저하 역시 우리가 시급하고도 진중하게 대처해야 할 과제이다. 헤모힘(HemoHIM)의 과학적이고 객관적인 면역 개선 기대 효과에 우리가 희망을 안고 더 깊이, 더 넓게 연구해야 하는 것은 당연한 귀결일지 모른다.

피로 개선과 면역기능의 공조(共助), 헤모힘 2중 기능성 건강기능식품으로 인정

2023년 9월, 헤모힘은 주목할 만한 또 하나의 기록을 작성했다. 헤모힘의 주원료인 '헤모힘 당귀등 혼합추출물'이 식약처로부터 피로 개선 기능성을 획득, 2중 기능성 개별인정형 원료로 인정받은 것이다. '헤모힘 당귀등 혼합추출물'에 신규 기능성이 있다는 점을 확인한 콜마비앤에이치가 지난 2017년 '헤모힘 지속 기술개발 프로젝트'를 가동한 지 6년 만에 피로 개선 효과를 과학적으로 입증해냈다. 이는 우리나라 개별인정형 건강기능식품 중 면역기능 개선과 피로 개선 기능을 2중으로 확보한 최초의 성과이기도 하다.

면역기능 개선과 피로 개선 2중 기능성 인정받아

'헤모힘 당귀등 혼합추출물'의 지속 가능성과 '밸류 체인(value chain)' 확보를 위해 그간 헤모힘의 위 건강, 간 건강, 근력 개선, 인지기능 개선 등에 관한 논문 발표 및 특허등록으로 지적재산권 확대에 힘써 왔다. 그 성과 중 하나로 헤모힘은 2023년 9월, 식약처로부터 피로 개선에 대한 기능성을 인정받아 개별인정형 원료 중 최초로 면역기능 개선과 피로 개선을 확보한 2중 기능성 제품이 되었다. 2017년 '헤모힘 지속 기술개발 프로젝트'를 가동한 지 6년 만의 결실이었다.

'헤모힘 당귀등 혼합추출물'의 여러 기대 효과 중 면역기능과 피로 개선의 조합은 우연히 발견 또는 착안해 낸 아이디어가 아니다. 여기에는 우리 신체에서 이루어지고 있는 피로 누적, 면역기능에 관여하는 '항산화(抗酸化, antioxidation)' 기전이 매우 중요한 근거가 되고 있다. 항산화는 산화의 억제를 의미하며, 세포의 노화 과정과 안티에이징을 설명할 때 많이 등장하는 개념이기도 하다.

과도한 활성산소, 산화적 스트레스 유발해

 사람의 호흡을 통해 체내로 들어온 산소는 인체에 필요한 에너지를 만드는 등 이로운 작용도 하지만, 과부하 시 체내에서 일어나는 여러 생리학적 과정에서 몸에 좋지 않은 화학물질인 '활성산소(free radical)'가 생성되게 하기도 한다. 육류나 가공식품, 패스트푸드 등과 같은 음식을 섭취하면 소화 분해 과정에서 활성산소가 발생한다. 또한 육체적으로 힘든 일을 할 때, 우리 몸에 침투한 병원체를 없앨 때, 스트레스나 피로가 쌓였을 때에도 활성산소가 발생힌다. 자외선, 방사선, 흡연, 환경오염물질, 스트레스, 심한 운동, 과식, 인스턴트 음식 등이 활성산소를 유발하는 주요 요인으로 꼽히고 있다.

 활성산소는 신체의 다른 분자와 반응성이 높아 쉽게 산화반응을 일으키는 치명적인 단점이 있다. 만약 활성산소가 만들어지는 속도와 제거되는 속도의 균형이 깨져 활성산소가 지나치게 많아지면 우리 몸에는 '산화적 스트레스'가 발생하게 된다. 즉 염증이 생길 수 있고 변형된 단백질이 축적되거나 세포, 조직, DNA 등에 손상이 발생할 수 있다. 세포가 사멸하거나 이상 증식되어 종양이 생길 수도 있다. 쉽게 표현하자면 노화, 암 등 여러 질병이 나타나고 면역세포를 감소시켜 면역기능을 떨어뜨릴 수 있다. 이 활성산소를 제거하는 것이 세포의 산화, 즉 노화를 막는 방법이며 이러한 세포의 산화를 억제하는 것이 항산화인 것이다.

산화적 스트레스, 면역계의 균형을 깨뜨린다

하지만 활성산소가 반드시 백해무익한 것만은 아니다. 저농도의 활성산소는 우리 몸에서 생리적 역할을 하기 때문에 어느 정도의 활성산소는 우리 몸에 필요하다. 면역세포(백혈구) 중 일부는 외부의 침입자들을 제거하는 데 활성산소를 이용하고 있다. 문제는 바로 여기에서 발생한다.

백혈구 중 T세포(T림프구)들은 비정상적인 세포를 죽이는 세포(세포독성T세포; cytotoxic T cell), B세포가 항체를 생산할 수 있도록 도와주는 세포(도움T세포; helper T cell), 면역기능을 조절하는 세포(조절T세포; regulatory T cell) 등으로 세분되어 각 역할을 한다. 그런데 우리 몸에 산화적 스트레스가 발생하면 T세포 기능 조절에 부정적인 영향을 끼치게 된다.

활성산소 즉, 반응성 산소종(ROS, Reactive Oxygen Species)[*]의 증가로 인한 산화적 스트레스가 T세포 활성화 과정에 영향을 주어 T세포들의 세분화의 불균형을 초래하고 결과적으로 각종 염증이나 자가면역질환을 일으키거나 병의 진행을 악화시키는 것이다. 무엇보다 T세포 중 다른 면역세포 활성화에 도움을 주는 1형 도움T세포(Th1; T helper 1) 또는 2형 도움T세포

---

[*] 산소(O_2)로 전자가 전달되면서 환원되어 만들어지는 반응성이 뛰어난 분자들의 총칭이다.

(Th2; T helper 2) 분화에 결정적으로 관여한다. 즉 반응성 산소종 농도의 증가는 Th1 세포를 감소시키는 반면 Th2 세포는 증가시키는데, 이런 도움T세포들 간의 불균형은 면역기능의 불균형 혹은 저하를 유발할 수 있다.

만성 피로일 때 면역반응이 불안정한 이유

산화적 스트레스뿐만 아니라 면역세포들 간의 불균형도 우리가 흔히 겪는 만성 피로일 때도 찾아볼 수 있다.

한 연구[*]에 따르면 만성 피로 환자의 경우 T세포 중 Th1, Th2 면역반응 간의 균형이 깨져 있으며, 염증 증상과 초기 T세포 활성화 경로를 조절하는 혈청아연(항산화 물질)의 수치가 유의미하게 낮은 결과를 보였다고 한다. 아연은 항산화 물질로, 만성 피로 환자에서 감소된 아연은 산화적 스트레스의 증가와 관련이 있다는 것을 입증하였다. 만성적인 피로에 동반되는 산화적 스트레스가 우리 면역체계에 부정적인 영향을 준다는 것은 피로와 면역기능이 유기적으로 연관되어 있음을 나타낸다.

결국 면역계의 안정(균형)을 위해서는 산화적 스트레스를 유발하는 만성 피로뿐만 아니라 앞서 언급한 자외선, 방사선, 흡연, 환경오염물질, 스트레스, 심한 운동, 과식, 인스턴트 음식 등을 멀리하는 것이 중요하다. 또한 비타민 C, 토코페롤, 페놀산 등이 함유된 항산화 식품이나 항산화제를 섭취해 체내의 산화적 스트레스를 줄이는 것도 필요하다.

---

[*] Lower serum zinc in Chronic Fatigue Syndrome (CFS): Relationships to immune dysfunctions and relevance for the oxidative stress status in CFS (만성 피로 증후군에서 혈청내 아연농도가 상대적으로 낮음: 면역 기능장애와의 관계 그리고 산화적 스트레스와의 관련성 <Journal of Affective Disorders (정동장애 저널), 2006>

'헤모힘'에서 찾은 항산화 기전, 피로 개선 효능 과학적으로 입증

　헤모힘이 면역기능과 피로 개선으로 2중 기능성을 인정받은 데에는 이러한 우리 몸의 항산화 기전을 과학적으로 증명한 것이 주효했다. 이미 '헤모힘 당귀등 혼합추출물'이 NK세포의 활성화, T세포에서 분비되는 사이토카인의 생성 개선, 면역세포의 회복 증진을 통해 면역기능 개선 효과를 나타내는 것뿐만 아니라, 항산화 기전을 통해 피로 개선에 영향을 주는 등 헤모힘의 항산화와 관련된 여러 논문들이 보고된 바 있다. 이와 더불어 콜마비앤에이치는 최근 식약처의 헤모힘 2중 기능성 인정의 토대가 된 연구 논문에서는 피로 개선에 집중해 이를 입증해냈으며, '헤모힘 당귀등 혼합추출물'의 임상시험(인체적용시험)과 비임상시험(세포실험)에서도 유의적인 효능을 확인해 관련하여 3건의 SCIE급 논문을 출간하였다. '헤모힘 당귀등 혼합추출물'의 임상시험(인체적용시험)과 비임상시험(세포실험) 결과, 피로를 호소하는 만 30세 이상 60세 미만 건강한 성인 남녀에게서 피로도척도(FSS, Fatigue Severity Scale), 다차원피로척도(MFI, Multidimensional Fatigue Inventory)가 유의미하게 개선되었음을 확인한 것이다. 이 연구 결과는 2022년 국제 학술지인 〈파이토메디신 플러스 Phytomedicine Plus, 2022〉에 논문 'Effect of herbal preparation HemoHIM on fatigue level and exercise performance: A randomized, placebo-controlled, double-blind, and parallel clinical trial(피로 수준과 운동 성능에 대한 헤모힘의 효과: 무작위, 위약 대조, 이중 맹검 및 평행 임상시험)'으로 게재되었으며, 우리나라는 물론 러시아와 미국에도 특허등록이 완료되었다. 그뿐만 아니라, 비임상 연구에서는 피로유발 모델(Antioxidant and antifatigue effect of a standardized fraction (HemoHIM) from *Angelica gigas*, *Cnidium officinale*, and *Paeonia lactiflora*, Pharmaceutical biology, 2021) 과 노화 모델(Antioxidant and Anti-Fatigue Effects of a Standardized Botanical Extract Fraction (HemoHIM) in Forced-Exercised Aged Mice. Journal of Medicinal Food, 2024)에서 모두 유의적인 피로 개선 효능을 확인하였으며, 이 연구 결과는 모두 SCIE급 학술지에 게재되었다.

HemoHIM
헤모힘

04
HemoHIM Brand Story

절대 불변, 헤모힘의 원칙
HemoHIM Brand Story

1 헤모힘 원재료 소개
2 국내 최상품, 진부 당귀 농장을 찾아서
3 깐깐한 제조 공정, 절대 품질의 원칙
4 소비자를 사로잡은 힘, 가격의 초격차(超格差)를 실현하다

CHAPTER 4

절대 불변, 헤모힘의 원칙

HemoHIM BRAND STORY

新 식물복합조성물 헤모힘은 제품으로 상용화된 이후 우리 일상 속에 자연스럽게 스며들었다. 최초의 헤모힘은 제형, 맛, 구성 등에서 몇 가지 변화를 거쳐 현재의 헤모힘으로 재탄생했다. 하지만 우수한 품질과 합리적인 가격은 그대로이듯 앞으로도 변치 않을 절대 원칙이 있다. 개별인정형 건강기능식품 원료 '헤모힘 당귀등 혼합추출물'과 건강기능식품 '헤모힘'의 제조 기술이다. 당귀, 천궁, 작약 등 헤모힘의 DNA와 같은 원재료의 최상품 선택부터 완제품 생산을 위한 위생적이고 체계적인 제조 공정에 이르기까지, 글로벌 명품의 가치와 명성에 어울리는 깐깐한 원칙들에 대해 짚어본다.

헤모힘 원재료 소개

당귀(當歸, *Angelica gigas*)

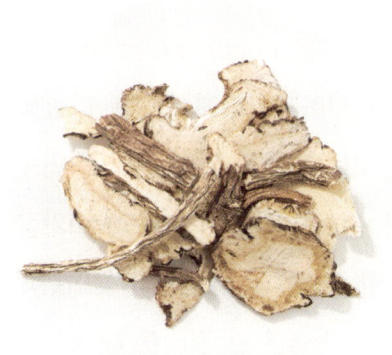

 미나리과에 속하는 여러해살이풀로 한국, 일본, 중국 등에 분포한다. 대표적인 약용식물로 뿌리를 약재로 쓴다. 높이가 1~1.5m 정도로 자라며, 8월에 자주색 꽃이 핀다. 약재로는 서리가 내린 후 11월 전후에 뿌리를 채취해 3월까지 바람이 잘 통하는 그늘에서 말려 사용한다. 한방에서는 독이 없고 맛이 달며 성질이 따뜻해 냉한 체질 개선이나 보혈, 혈행 개선, 불면증, 각종 부인병, 갱년기 질환 등에 자주 처방된다.

천궁(川芎, *Cnidium officinale*)

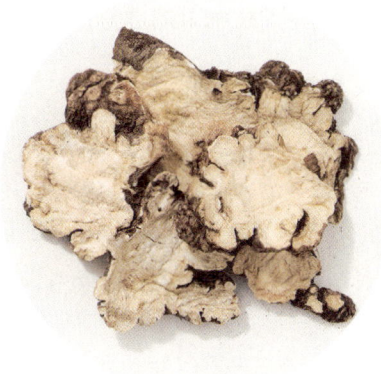

 미나리과 천궁속의 여러해살이풀로 한국, 일본, 중국 등에서 재배되는 약용식물이다. 높이 30~60cm(일천궁) 또는 60~120cm(토천궁)로 곧게 자라고 8월에 하얀 꽃이 핀다. 9~11월에 뿌리줄기를 캐어 햇볕에 잘 말린 후 약재로 쓴다.

보통 어린순은 나물로 먹기도 한다. 정유 성분으로 특유의 향이 있으며 성질이 온화하고 맛은 약간 시고 맵다. 혈액순환 개선은 물론 월경불순, 월경통, 산후 복통, 어지럼증, 두통, 냉증 등에 쓰여 왔다.

작약(芍藥, *Paeonia lactiflora*)

미나리아재빗과에 속하는 다년생 초본식물로 한국, 일본, 중국 등의 산지에 분포한다. 높이 40~50cm가량 자라며 5~6월에 꽃이 핀다. 늦여름과 가을에 3~4년 된 뿌리를 캐내어 말린 다음 약재로 쓴다. 뿌리는 굵고 육질이 많으며 밑부분이 비늘 같은 잎으로 싸여 있다. 특유의 냄새가 있고 맛은 쓰고 시며 성질은 약간 차다. 혈허증(血虛症), 진정, 진통 작용에 등에 쓰였다.

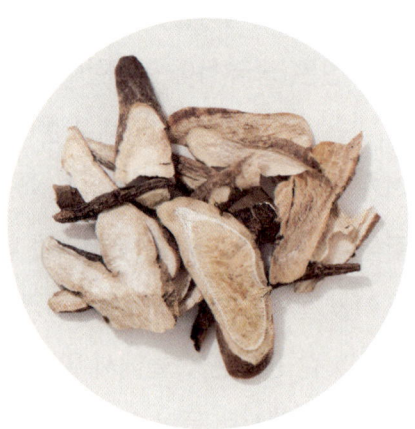

※ 본문에 소개된 내용은 단일 약재에 대한 일반 정보이며,
　일부 효능을 목적으로 사용할 경우 반드시 전문가의 처방이나 상담이 필요합니다.

국내 최상품, 진부 당귀 농장을 찾아서

강원도 평창군의 진부면은 국내 당귀 70%를 생산하는 전국 최대 규모의 당귀 산지이다. 청정 지역으로 잘 알려져 있는 데다 해발 400m 이상의 준고랭지이기 때문에 기온은 낮은 반면 일조량이 많아 당귀 생육에 최상의 조건을 갖춘 곳이다. 콜마비앤에이치는 기술 상용화 초기부터 이곳 당귀 농장과 재배 계약을 맺고 당귀를 공급받고 있다.

함승주 대표 (진부지에이피당귀영농조합법인, 영흥당귀 개발자)

당귀 밭이 지천에 널린 곳, 평창 진부면

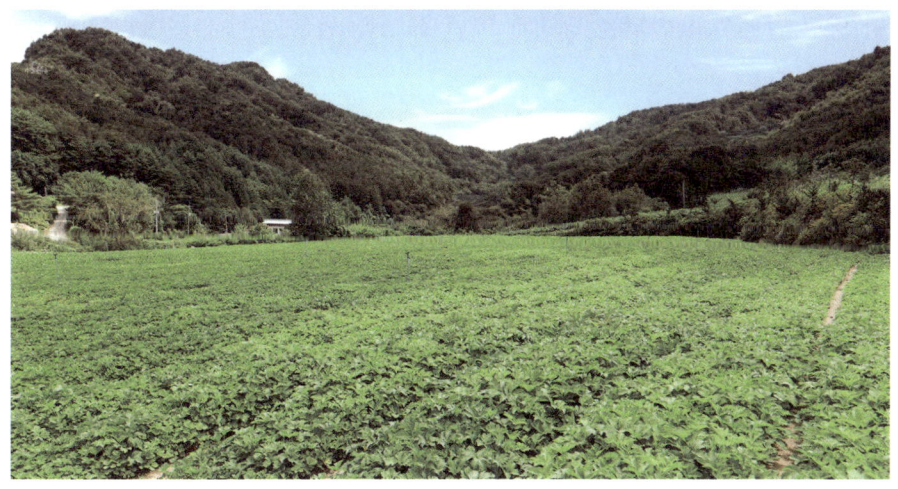

헤모힘의 원재료로 쓰이는 평창 진부면의 당귀농장

 청명한 하늘 아래로 바람 따라 넘실대는 초록빛의 너울. 하늘과 맞닿은 산자락까지 끝도 없이 펼쳐진 당귀 밭이다. 초록 틈새로는 보랏빛의 당귀 꽃이 반짝인다. 주로 8월 5일에서 20일까지, 일 년에 보름 동안만 볼 수 있는 귀한 자태다. 2만6,300㎡(약 8,000평) 규모에 달하는 한 당귀 밭 초입에는 콜마비앤에이치의 팻말이 자리하고 있다. 바로 이곳에서 헤모힘 원재료로 쓰이는 당귀가 자란다.

"당귀는 저온성 작물이라서 연간 기온이 30℃ 이상 되는 날짜가 적어야 해요. 물을 좋아하지만 또 물이 너무 많으면 썩을 수 있는 까다로운 식물이라 관수 시설도 갖춰야 하고 물 빠짐이 좋은 사양토를 쓰는 것이 적당합니다. 해발 400m 준고랭지인 이곳이 당귀, 인진쑥 같은 저온성 약용식물 재배에 제격이지요. 농산물 지리적 표시 제38호로도 등록되어 있을 만큼 당귀는 진부 특산물입니다."

함승주 대표는 40년 가까이 당귀 재배를 하고 있다. 진부 지역 일대는 대대로 당귀, 인진쑥, 감자, 대파 등의 농사를 지었는데, 함승주 대표 역시 당귀 농사와 약재상을 크게 하시던 선친의 뒤를 이었다. 현재 진부면 일대 80만 평 당귀 밭에서 생산되는 당귀가 매년 헤모힘 생산을 위해 콜마비앤에이치에 입고된다.

지표성분 함량 높아 약성이 우수한 진부 당귀

함승주 대표의 말처럼 당귀 재배에 있어 진부 지역은 천혜의 자연조건을 갖고 있다. 해발 400m 이상인 준고랭지로 7~8월의 평균 기온이 20~22℃ 정도인 데다, 토양의 배수가 잘 되어 잔뿌리가 덜 생기고 굵은 고품질의 당귀가 나기로 유명하다. 또 추대(꽃대) 발생이 적어 안정적으로 대량 수확이 가능한 것으로 알려져 있다.

"진부 당귀는 몸통이 크고 잘랐을 때 단면이 유백색으로 희고 깨끗합니다. 향도 강한 데다 손으로 만졌을 때 진액이 많고 탄성이 느껴지지요. 특히 지표 성분인 데커신과 데커시놀, 노다케닌이 일정 함량 이상이라 약리 효과가 매우 우수합니다."

함승주 대표는 업계에서 '당귀 장인', '당귀 박사'로 통한다. 품종 개량에 성공, 오늘날 최상품의 진부 당귀로 알려진 '영흥' 당귀 개발자이기 때문이다. 함승주 대표가 당귀 농사를 막 시작하고 얼마 되지 않아 당귀 농가에 큰 시련이 닥쳤다. 당귀에 추대가 올라와 뿌리가 딱딱해지는 '목질화' 현상이 나타난 것이다. 뿌리가 딱딱해지면 약재로 사용하기 어려웠는데 밭에서 자라는 당귀 절반을 버려야 할 만큼 사태가 심각했다. 게다가 이런 상황이 꽤 오래 지속되니 당시 전국적으로 당귀 품귀 현상까지 일어나 인삼보다 값을 더 쳐줄 정도였다.

추대와 병충해를 이긴 당귀, 대량 수확의 길 열다

"1990년대 초반, 인삼 한 근이 1만2,000원, 1만3,000원이었는데 당귀는 한 근에 1만6,200원까지 올랐어요. 하지만 수지타산이 맞질 않으니 당귀 농가에서는 농사를 지어도 손해였습니다."

농촌진흥청에서 새로운 품종을 개발했지만 재배 조건의 안정성이 떨어졌다. 어느 해에는 양지쪽에서 또 다른 해에는 음지쪽에서 추대가 올라왔다. 함승주 대표는 손수 품종개량에 나서기로 했다. 산에서 자생하는 당귀는 추대가 안 올라온다는 것에 착안, 설악산, 오대산, 태백산 등 강원도 내 높은 산을 누비고 다니며 야생 산당귀 묘목을 채취했다. 산당귀를 밭에서 재배해 씨앗을 받은 다음 다시 그 씨앗을 파종해 추대에 강한 당귀를 재배했다. 문제는 밭으로 내려온 산당귀는 병충해에 약하다는 것이었다. 다시 추대에 강한 품종과 병충해에 강한 품종을 교배육종하며 여러 해를 보냈다. 이렇게 신품종 개량에 매달린 지 거의 10년 만에 추대율 5% 미만의 병충해에 강한 신품종 '영흥' 당귀가 태어났다.

당귀 재배가 안정화되고 품질이 균일해지면서 수확량 또한 증가하자 진부 당귀 농가는 활기를 되찾았다. 농가 소득도 증가했다. 신품종 개발로 함승주 대표는 '평창군민대상', '강원도 농업인 대상', '대한민국 산업포장', '신지식 농업인 장', '대한민국 최고농업기술명인', '대한민국 농업과학기술상 국무총리상' 등 많은 상을 수상했다.

"농업과학기술상을 받을 때 심사위원들이 품종 등록을 권유하더라고요. 기술이 해외로 알려져 품종 등록을 먼저 하면 우리가 오히려 로열티를 주고 종자를 받아와야 한다면서요. 3년간 국립종자원의 엄격한 심사 과정을 거쳐 2011년에 품종 등록을 하게 되었습니다. 선친이 운영하시던 약재상 '영흥상회'에서 이름을 따 '영원히 흥하라'라는 의미로 '영흥' 당귀라 지었습니다."

농산물우수관리제도(GAP)로 당귀 품질 관리

신품종 개발과 함께 일찍부터 농산물우수관리제도(GAP, Good Agricultural

Practices)를 도입한 것도 당귀 품질 향상과 유지에 보탬이 되었다. 농산물 우수관리제도(이하 GAP)는 농산물의 생산·수확·포장·판매 단계에 이르기까지 농약, 중금속, 유해생물(세균) 등을 종합적으로 관리하는 농산물 인증 제도이다. 당시 국내 약재시장에서는 검증되지 않은 수입산 약재들이 무분별하게 유통되고 있었는데, 약재 농가에서는 이들과 차별화된, 신뢰할 만한 안전관리 시스템을 필요로 했다.

함승주 대표는 2004년부터 진부 당귀 농업인을 모아 작목반을 만들고 GAP 제도를 시범적으로 도입했다. 본격적인 시작이 2006년이었으니 남들보다 2~3년은 빨랐다. 약재 농가 중 1호였지만 참여하는 농가는 다섯에 불과했다. GAP 인증을 받으려면 친환경 재배가 필수인 데다 잔류농약검사, 중금속검사, 수질검사, 토양검사 등도 받아야 했다. 기존 재배 방법보다 인건비는 많이 들고 생산성은 떨어지니 쉽게 나서질 못했다. 제초제 한 번 뿌리면 되는 것을 일일이 손으로 잡초를 뽑는 것은 현실에 맞지 않았다.

"친환경 재배라고 하면 저농약, 무농약, 유기농을 들 수 있습니다. 저농약은 농약 안전사용 기준 2분의 1 이내, 화학비료는 권장 사용량 2분의 1 이내를 씁니다. 무농약은 농약을 전혀 사용하지 않고, 화학비료는 권장 사용량 3분의 1 이내를 쓰는 것이죠. 유기농은 농약과 화학비료를 전혀 사용하지 않고 재배합니다. 진부 당귀 농가들은 농약과 제초제를 전혀 쓰지 않는 대신 화학비료는 GAP 기준에 맞춰 사용하고 있습니다. 당귀의 생장 조건을 맞추기 위해 최소화해 사용하는 것이죠."

당귀는 연작장해가 있어 같은 밭에서 매년 반복해서 재배하기 어렵다. 만약 같은 토질에서 연이어 재배하게 되면 생육환경이 나빠져 당귀의 수확량이 감소하거나 병충해가 자주 일어나게 된다. 지력도 저하되고 토양의 화학적 성질도 달라지며 유독 물질이 축적될 수 있다. 이때 최소한의 화학비료는 토양의 물리적·화학적 성질을 개량하는 데 도움을 줄 수 있다.

'헤모힘', 20년 인연의 시작

수확 단계에서 채취한 당귀는 몇 가지 시료와 함께 공인된 안전성 검사 기관으로 보내진다. 이곳에서 잔류농약, 카드뮴 같은 중금속, 곰팡이독소, 식중독균 등 각종 유해물질 검사를 시행한다. 수확 후 시험성적서를 받은 당귀는 건조, 가공, 보관 등의 과정을 거쳐 콜마비앤에이치에 납품하기 전 또 한 번 유해성 검사를 받는다.

"콜마비앤에이치의 수매팀이 직접 방문해서 가공 완료된 당귀 중 다량의 샘플을 채취합니다. 이 시료로 당귀의 성상 확인, 원산지 판별, 지표성분 분석 등을 진행하지요. 여기서 적합 판정을 받은 당귀에 한해 봉인 태그를 부착한 다음 콜마비앤에이치 세종 공장으로 보냅니다."

콜마비앤에이치와의 인연은 GAP 제도 시범 사업 준비에 한창일 때 시작되었다. 국내산 참당귀 중 진부 당귀는 단연 으뜸인 데다 당귀 품종개량으로 TV와 신문에 연신 오르내리다 보니 물어물어 찾아온 것이었다. 그때만 해도 당귀는 한방병원, 한의원에서 70%가량 소비하고 제약회사, 건강기능식품회사가 나머지 20~30%를 소비했다. 대전에서 버스를 세 번이나 갈아타고 왔다는 콜마비앤에이치의 젊은 직원은 면역기능 개선을 돕는 건강기능식품 헤모힘에 대해 열성적으로 설명했다. 한국원자력연구원에서 개발한 식물복합조성물이 얼마나 우수한 첨단 기술인지, 특허는 무엇이고 몇 개인지, 어떻게 설립된 연구소기업인지 세세하게 들려주었다. 앞으로 엄청난 인기를 누릴 무궁무진한 가능성을 갖고 있다고 강조했다.

"재미있는 에피소드가 있어요. 당귀 단가를 정하는데, 그때만 해도 농산물은 당연히 킬로그램이 아닌 근수로 무게를 따졌습니다. 진부 당귀 농가에서는 근당 기준해서 단가를 제안했는데, 회사에서는 킬로그램당 기준으로 보고가 되었더라고요. 계약서를 주고받다가 나중에 이 사실을 발견하고 정말 난감했습니다. 하하. 한 근이 600g인데, 한 근 가격에 1kg의 당귀를 주면 400g을 손해보고 파는 셈이었으니까요."

우여곡절 끝에 콜마비앤에이치와 원만히 조율했고 계약은 성사되었다. 불확실한 미래였지만 젊은 직원이 풀어놓았던 무궁무진한 가능성대로, 헤모힘이 반드시 성공할 것이라는 공감대가 싹텄다. 20년 인연의 시작이었다. 그동인 당귀의 연간 입고 물량은 1,000배가량 증가했다.

진부 당귀 농가 활성화에 기여

콜마비앤에이치와 재배 계약을 맺고 나자 농장의 일상은 더욱 분주해졌다. 진부 당귀 농가에 GAP 제도를 확산하고 이를 안정적으로 운용하기 위해 판로 확보에도 나섰다. 까다롭게 재배, 생산한 당귀들을 고정 가격에 일정량

이상 납품할 수 있다면 진부 일대 당귀 농업인 육성 및 농가 활성화에 보탬이 되겠다는 판단이었다. 2010년에는 한약·한약재 이력추적관리시스템, 2014년에는 식품이력추적관리제가 국가 정책으로 시행되어 더욱 투명하고 안전한 관리가 이루어졌다. 진부 당귀의 진가를 알아주는 제약회사, 건강기능식품회사, 식품회사 등과도 하나둘 계약을 맺었다. 함승주 대표는 농가 조합원들의 계약서, 세금계산서 발행 등과 같은 업무를 위해 조합법인을 설립했다.

"어느새 헤모힘 당귀 물량이 폭발적으로 증가하고 유통망이 확보되니까 더 많은 당귀 농가가 진부지에이피당귀영농조합으로 합류하게 되었습니다. 처음에 다섯 농가로 시작했는데 이제는 헤모힘 것만 해도 250여 농가가 80만 평에서 매년 800톤의 당귀를 생산할 정도입니다. 그야말로 헤모힘은 진부면 당귀 농가에게 행운이자 축복입니다. 당귀 재배로 지역 경제가 활성화되고 주민들의 삶도 윤택해졌으니까요."

당귀 생산량과 헤모힘 공장 입고 물량이 증가하자 가공이나 보관을 다른 곳에 위탁하기 어려워졌다. 진부지에이피당귀영농조합은 건조실부터 가공처리장, 저온 저장소까지 자체 구비하게 되었다. 20여 명의 직원과 함께 재배, 채취, 선별, 건조, 가공, 보관, 포장, 입고에 이르는 전 단계를 하나의 시스템으로 운영하니 약재 품질을 균일하게 관리하는 데 도움이 되었다.

가을 수확을 위해 일 년 내내 바쁜 농가

8월 초순에 핀 당귀 꽃은 보름이 지나면 사라지지만 그 뿌리는 단단하고

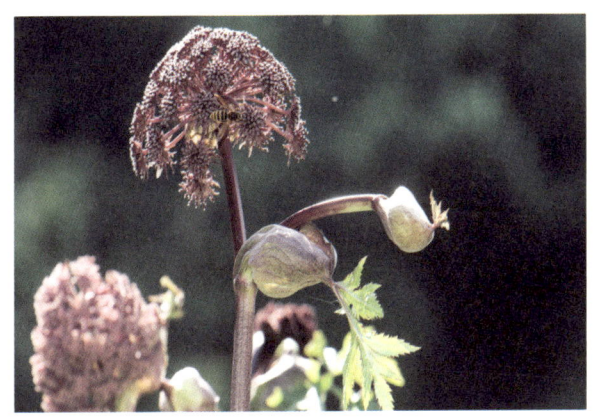
당귀 꽃

실하게 여물어 간다. 10~11월 사이 서리가 내리는 시기에 약재로 쓸 뿌리를 채취하는데, 이때부터 당귀 농가는 분주한 겨울나기에 돌입한다. 우선 수확한 당귀는 38~40℃ 온도의 건조장으로 보내 흙 등을 털어내며 건조 작업을 시작한다. 서리나 눈, 비를 맞아 얼게 하면 안 된다. 또 물로 세척할 경우 수용성 기름 성분이 사라지기 때문에 흙이나 이물질 털어내는 작업을 여러 차례 반복해야 한다. 자칫 흙덩이가 뭉쳐 있으면 그 부위만 제대로 마르지 않아 건조가 고르지 않게 된다. 10일 동안 잘 말린 당귀는 보관해야 할 것은 저온 저장소로, 절단과 편썰기 해야 할 것은 가공실로 보낸다. 가공실을 거친 당귀는 우리가 흔히 보는 약재 모양이다. 마침내 당귀는 수확 후 검사 의뢰해 받은 시험성적서와 함께 봉인되어 수매팀을 기다린다.

"수확한 당귀의 건조, 가공, 보관 작업 등을 겨울에 한다면 봄부터 가을은 당귀 묘종을 생산하느라 바쁩니다. 채종포에서 만든 씨앗을 받아 육묘장이나 묘포에 심어 1년 동안 묘종을 기르면 이듬해 3월 하순에서 4월경에 밭에다 이식해 심을 수 있습니다. 밭에 '아주심기'한 당귀는 줄기와 잎을 키우며 여름을 보낸 후 다시 꽃을 피웁니다. 그사이 물을 주고 손으로 잡초를 뽑고 거름 주고 병충해 관리도 합니다. 씨앗을 채취하기 위한 종포만 6,000평이니까, 결코 만만한 일은 아닙니다."

당귀 농가에는 농번기, 농한기가 따로 없다. 일 년 열두 달 날짜를 따지고 날씨에 맞추며 각종 검사를 꼼꼼히 챙겨야 의약품, 건강기능식품 용도의 안전한 원재료를 생산할 수 있다.

"한 가지 걱정은 기후변화입니다. 이상고온 현상 때문에 고랭지의 온도가 상승하면 아무래도 기온 변화에 적응할 수 있는 새 당귀 품종이 필요하니까요. 그래서 농촌진흥청, 산림약용작물소와 함께 새로운 품종을 연구 중입니다." '당귀 명인'다운 행보였다.

깐깐한 제조 공정, 절대 품질의 원칙

청정 자연에서 GAP 인증 기준에 따라 재배한 원재료는 시험성적서와 함께
봉인되어 헤모힘 전담 제조 시설 콜마비앤에이치 세종 제2공장으로 입고된다.
최상품의 재료는 의약품 제조 기준의 위생적인 최신 설비와
엄격한 공정 시스템 안에서 헤모힘의 원료로 완성된다.

개별인정형 원료부터 완제품까지 고품질 제품 생산

2004년 한국원자력연구원과 한국콜마가 공동 설립한 우리나라 최초 연구소기업 콜마비앤에이치. 20여 년이 흐른 지금 콜마비앤에이치는 연구소기업의 성공 모델로 벤처기업이나 스타트업의 워너비로 자리매김했다. 콜마비앤에이치의 이 같은 성공 뒤에는 세계 최고 수준의 연구개발(R&D, Research and Development) 역량과 기술 상용화에 안성맞춤인 고품질 생산 시설이 있었다. 한국콜마종합기술원(서울 내곡동)의 콜마비앤에이지 산하 식품과학연구소에서는 100여 명의 석·박사급 연구원들이 차별화된 신제형, 신기능의 건강기능식품 개발에 주력하고 있으며, 세종시와 충북도 음성군 등 총 5곳의 제조 시설에서는 고품질의 제품 생산을 위해 노력하고 있다.

그 중 헤모힘을 전담 생산하고 있는 곳은 세종시 전의면 미래산업단지 내

'콜마비앤에이치 세종 제2공장'이다. 1만3,000㎡(약 4,000평)의 넓은 대지에 세워진 세종 제2공장은 여느 건강기능식품 제조 시설과 달리, 개별인정형 기능성 원료인 '헤모힘 당귀등 혼합추출물'을 생산하기 위한 추출 시설부터 완제품 제조 시설에 이르기까지, 그야말로 헤모힘 공정의 A to Z가 이루어진다고 할 수 있다.

의약품 기준 GMP 포함, 각종 품질관리 글로벌 인증 획득

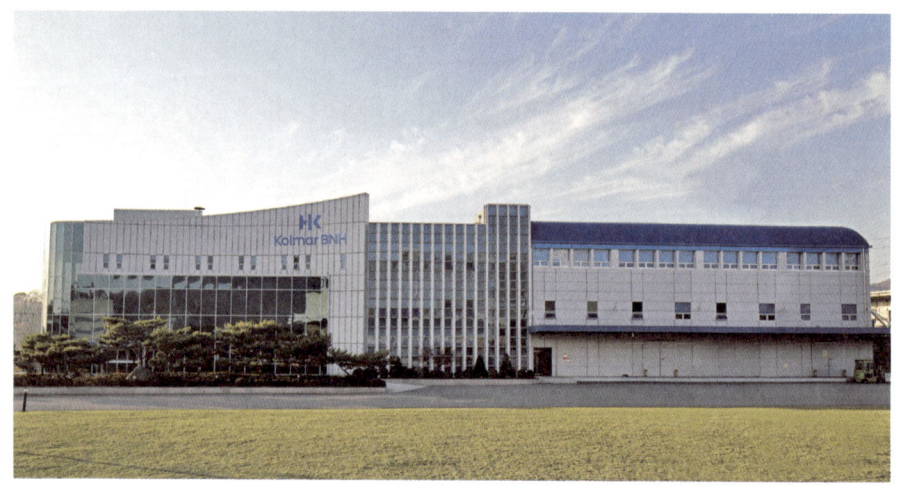

콜마비앤에이치 세종공장 전경

 콜마비앤에이치 세종 제2공장은 건강기능'식품' 제조 시설로서 식품안전관리 제도인 HACCP 인증 기준을 따른다. HACCP은 식품의 원료 생산에서부터 최종 소비자가 섭취하기 전까지 모든 과정에서 발생할 수 있는 생물학적·화학적·물리적 위험을 분석하고, 위해 요소가 해당 식품에 혼입되거나 오염되는 것을 방지하기 위한 위생·안전 관리 시스템이다.

그 뿐만 아니라 세종 제2공장이 다른 건강기능식품 제조 시설과 차별화되는 지점은 바로 GMP(Good Manufacturing Practice) 인증에 있다. WHO에서 제정한 GMP는 의약품의 제조나 품질관리에 관한 규칙으로, 의약품의 안전성과 유효성을 보장하는 기본 조건이다. HACCP이 '식품' 기준이라면 GMP는 '의약품' 기준에 맞는 품질관리 규칙으로, 세종 제2공장은 2021년 호주연방의약품관리국(TGA)로부터 GMP 인증을 획득하였다. 건강기능식품으로 의약품 기준의 GMP 인증을 받았다는 것은, 생산 설비와 제조 공정, 생산 제품 등에 대해 확고한 공신력을 얻게 되었다는 의미이기도 하다. 이와 함께 글로벌 HACCP이라고 할 수 있는 FSSC22000 인증, 이슬람 국가와 무슬림을 위한 KMF 할랄, MUI 할랄 인증 등은 헤모힘의 해외 수출 절차를 간소화하고 K-건강기능식품의 위상을 한층 끌어올렸다고 할 수 있다.

메가 히트 상품에 걸맞은 생산 역량 갖춰

글로벌 규격의 의약품 품질관리 기준으로 엄격하게 관리되는 생산 시스템. '위생적이고 체계적이며 안전하다'는 사실을 입증하는 확실한 증명이다. 하지만 이것이 헤모힘 공정의 모든 것은 아니다. 24시간 가동, 대량 생산이 가능한 최신 설비 역시 세종 제2공장이 자랑할 만한 또 하나의 역량이다.

기술 상용화와 함께 헤모힘 생산이 본격화되던 시절, 성분 추출을 위한 3톤 탱크 한 대로는 밤을 새워도 월 5,000상자 물량을 생산하기에 매우 빠듯할 정도였다. 2012년을 기점으로 생산 물량이 폭발적으로 증가하면서 1, 2년마다 생산 설비가 확충되었다. 성분 추출을 위한 3톤 탱크는 10톤 탱크로 바

뀌었고 그 수량도 하나둘씩 늘어났다. 최신 살균 시스템이 도입되었고 일부 공정은 자동화로 교체되었다. 세종 제2공장의 헤모힘 생산 역량은 해외 수출 증가와 함께 월 8만 상자에서 최대 60만 상자까지 확장되었다. 메가 히트 상품에 걸맞은 '생산 케파(production capacity)'라고 할 수 있다.

HPLC, GCMS 도입해 철저한 품질 관리

세종 제2공장에서는 각종 글로벌 인증 품질관리 기준을 준수하고 더욱 엄격한 헤모힘 품질관리를 위해 위생적인 시스템을 도입, 운용하고 있다. 원료 보관실, 추출실, 조제실, 충전실, 살균실, 포장실 등 제조 공정에 맞춰 공간이 분리되어 있으며, 각 공간은 용도에 따라 온도와 습도 등을 개별 관리, 최적의 제조 환경을 조성하고 있다. 원재료는 물론 추출 및 농축 등 중간 과정 물들이 외부로 오가는 일이 없도록 모든 공정은 원스톱(one-stop)으로 진행된다. 각 산지에서 입고된 원재료는 주요 공정을 거쳐 액상으로 생산된 후 부원료와 혼합하여 파우치에 포장, 레토르트 살균을 마치고 나서야 공장 내부를 벗어날 수 있다.

무엇보다 세종 제2공장에서 자체 운용 중인 분석팀은 철저한 품질관리의 정점이라고 할 수 있다. 분석팀에서는 공인된 검사 기관 수준의 HPLC, LC, GCMS 등 최첨단 장비를 보유하고 있다. 입고된 원료, 제조 공정 중간 단계의 샘플, 제조 완료된 완제품 샘플 등을 채취하여 분석을 진행, 공정 단계별로 유해 성분을 단계별로 검사하고 있다. 그중 HPLC(High Performance Liquid Chromatography)는 고성능 액체 크로마토그래피로, 액상 혼합물에 포함된 유기 화합물을 성분별로 분리, 함유량까지 측정할 수 있다. 산지에서부터 잔류농약, 중금속, 유해 미생물 등으로부터 안전성이 확인된 원재료를 사용하는 것은 물론, 제조 공정을 마친 완제품 상태에서 최종 점검함으로써 헤모힘의 안전성 확보에 만전을 기하고 있다.

소비자를 사로잡은 힘,
가격의 초격차(超格差)를 실현하다

개별인정형 건강기능식품으로 기술 상용화에 성공한 헤모힘이 원재료를 안정적으로 수급받고 대량 생산이 가능한 24시간 전담 시스템을 구축하게 된 이면에는 매년 가파르게 상승하는 매출 증대가 있었다. 2012년 건강기능식품 업계 베스트셀러 TOP 5에 첫 등장하며 존재감을 드러낸 헤모힘은 불과 2년 만인 2014년에 국내에서만 판매고 1,067억 원을 달성, TOP 1에 등극했다.[*]
기술 상용화의 성공 신화를 현실화한 헤모힘은 어떻게 소비자를 사로잡은 것일까.

박한길 회장 (애터미 주식회사, 경영학 박사)

2014년, 헤모힘은 업계 베스트셀러 1위가 된 이후 2022년 기준 누적 매출 2조원 돌파(해외 판매 포함), 국내 건강기능식품 중 단일 품목 수출 1위를 달성했다. 첨단 기술과 개발 시스템의 만남에 이어 고객 지향의 마케팅과 혁신적인 유통이 더해지면서 그야말로 최상의 시너지를 불러온 것이다.

위기의 '헤모힘', 천생 장사꾼의 눈에 띄다

한국원자력연구원의 기술로 개발했고, 콜마비앤에이치의 기술로 제조했어도, 초창기 헤모힘의 판매는 신통찮았다. 월 500상자, 신통찮은 정도를 넘어

[*] 공정거래위원회 정보공개, 2014

생존을 걱정해야 할 만큼 최악이었다. 몇몇 유통사에게 판매를 맡겼지만, 그들은 개발이나 생산에 투자한 것이 없어서인지 그저 팔리면 좋고 안 팔려도 손해볼 것 없다는 심산이었다. 판매가 신통찮으니 제조사는 자본잠식을 걱정해야 할 정도에 이르렀고, 그 바람에 헤모힘 역시 사장될 위기에 직면했다.

애터미의 박한길 회장이 헤모힘에 대해 알게 된 것은 우연이었다. 어느 날, TV를 보던 박 회장은 헤모힘 뉴스를 듣고는 귀가 번쩍 뜨였다. 한국원자력연구원에서 개발한 그 좋은 제품이 판로 개척을 못 해 사장될 위기에 처했다는 것이었다. 파는 것엔 자신 있었던 그는 '내가 한번 팔아봐야겠다'고 생각했다.

박한길 회장은 어려서부터 전 세계를 주름잡는 장사꾼이 되고 싶었다. 초등학교 시절, 장래 희망에 '장사꾼'이라고 적어내 담임선생님께 '장난하지 말라'는 핀잔을 듣기도 했었다. 할머니로부터 아버지와 고모부가 만주와 일본을 돌아다니며 장사해서 큰돈을 벌었다는 전설 같은 무용담을 들으며 자랐던 영향이었다.

"애터미 주식회사를 설립하기 전에 '아이엠코리아닷컴'이라는 온라인 쇼핑몰을 창업하기도 했습니다. 미래에는 반드시 온라인 유통이 대세가 될 것이란 확신이 있었거든요. 하지만 시대를 너무 앞서간 듯합니다. 2000년대 초반 당시 소비자들은 '온라인 장바구니'라는 개념조차 생소해했거든요. 인터넷 환경이 좋지 않아 사업 관계자 앞에서 쇼핑몰을 구현하다 망신을 당한 적도 있을 만큼 인프라 환경도 불안정했고요. 몇 년 버텨봤지만 결국 실패하고 말았습니다."

반대를 무릅쓴, 파격적인 가격 인하 결정

 헤모힘 뉴스를 접할 당시 박한길 회장의 사정 역시 좋은 편이 아니었다. 온라인 쇼핑몰의 실패로 신용불량자가 되었고 건강까지 악화되어 간경화로 투병 중이었다. 하지만 이런 상황에서도 판매에 대한 의욕이 흘러넘쳤을 만큼 헤모힘은 그 자체로 '물건'이었다. 이렇게 좋은 제품은 얼마든지 히트 상품으로 만들 자신이 있었다. 박한길 회장은 한국원자력연구소 소장이었던 장인순 박사를 찾았고, 장인순 박사는 선바이오텍(현 콜마비앤에이치)를 책임지고 있던 김치봉 대표를 소개해주었다. 그리고 2009년 6월, 애터미와 콜마비앤에이치는 상품 공급 계약을 체결했다.

 최초 출시 당시 헤모힘은 한 상자에 30포로 구성되어 있었다. 지금은 매월 몇십만 상자 이상 팔리는 베스트셀러지만, 그 당시에는 500상자도 판매하기 어려운 상황이었다. 품질에 대한 만족도는 높았지만 1개월분에 77만 원이라는 가격은 선뜻 구입하기에 부담스러웠다. 그도 그럴 것이 통계청 자료에 따르면 2008년, 국내 가구당 평균 소득은 337만여 원이었고, 평균지출액은 274만여 원이었다. 소득과 지출의 차액은 불과 63만여 원이었다. 30일분이 77만 원에 달하는 헤모힘을 사 먹으면 가계수지가 적자가 되는 셈이다. 큰마음을 먹지 않으면 구매하기가 망설여질 수밖에 없었다. 박한길 회장은

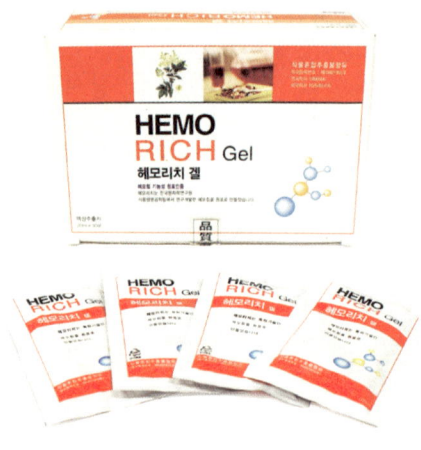

최초로 상용화된 헤모힘

헤모힘 가격부터 기존가의 10분의 1 수준인 7만 원대로 인하해야겠다고 생각했다. 과감한 결정이었다.

하지만 애터미 내부에서부터 반대의 목소리가 터져 나왔다. 굳이 그렇게까지 가격을 낮춰야 할 필요가 있느냐는 의견이 많았다. 50%만 인하해도 충분하지 않겠느냐는 것이 중론이었다. 제품의 우수성과 기술력에 자부심이 있었기 때문에 '우리 스스로 우리의 가치를 깎아내리는 일'이라는 자괴감 섞인 반응도 있었다. 박한길 회장은 요지부동이었다. 결국 김치봉 대표를 만나 담판을 벌일 수밖에 없었다.

"김치봉 대표님께 헤모힘을 7만6,500원에 팔 수 있도록 공급가 조정을 해달라고 부탁했습니다. 당연히 처음에는 불가능하다고, 안 된다고 하셨지요. 원자재값도 안 나온다고. 그래서 한 번 주문할 때마다 10만 상자씩 주문하겠다고 했습니다. 그래도 망설이시는 걸 10만 상자 입고 즉시 현금 결제하겠다고 설득했습니다. 겨우겨우 김치봉 대표님께 단가 조정을 해보겠다는 답변을 들었지요."

한결같은 뚝심으로 '좋은 제품을 더 싸게'

우수한 품질을 고수하되 대량 생산으로 원가를 절감해 가격을 10분의 1 수준으로 대폭 인하했다. 박한길 회장은 평소에도 품질이 좋다고 비싸게 파는 것은 누구나 할 수 있는, 평범하기 그지없는 전략이라고 말하곤 했다. 좋은 제품이지만 누구나 접근할 수 있도록 싸게 파는 것이야말로 진짜 영리한 선략이라는 것이었다. 1~2년 팔고 말 것이 아니라 10년, 20년, 100년이 넘도록 소비자가 찾는 제품을 만드는 것이 그의 목표였다.

 박한길 회장의 전략은 적중했고 매출은 폭발적으로 증가했다. 하지만 박 회장은 이것으로 만족해할 장사꾼이 아니었다. 원가를 마지노선까지 내려놓고 더 이상 가격을 낮출 수 없으니 내용물을 늘리는 방향으로 선회했다.

"김치봉 대표님께 헤모힘 판매량이 늘었으니 포수를 늘리면 좋겠다고 제안했습니다. 포장 상자를 조금 더 키운다고 제조업체에서 비용을 더 달라고 하지는 않을지 은근슬쩍 떠보기도 하고요. 이렇게 해서 30포였던 것을 42포로, 다시 1년 뒤에는 6포 추가해 48포로 만들었습니다. 그러자 김치봉 대표님은 더 이상 늘리면 안 된다고, 이번이 마지막이라고 신신당부를 하더군요."

 동일한 가격으로 한 상자 30포에서 48포까지 늘렸으니 가격으로 치자면 30~40% 절감한 셈이었다. 김치봉 대표의 요구에 박한길 회장도 철석같이 약속했지만 시간이 흐르자 다시 새로운 제안을 들이밀었다. 포수를 늘리는 것이 아니라 포당 중량을 20ml에서 22ml로 늘리자는 것. 그렇게 중량을 늘리자 식품의약품안정청(현 식약처)으로부터 연락을 받았다. 20ml로 등록되어 있는데 왜 22ml냐는 것이었다. 할 수 없이 포당 중량을 20ml로 되돌리고 대신 포수를 54포로 늘렸다.

무한 경쟁 시대, 타의 추종을 불허하는 '초격차'

 그런데 54포는 하루 2포 섭취인 경우 30일분에 조금 못 미쳤다. 60포로 늘려야 하는데 더 이상 콜마비앤에이치에 요구하는 것도 무리였다. 박한길 회장은 마른 수건에서 물기를 쥐어짜듯 자체적으로 절감할 수 있는 비용들을 덜어내기 시작했다. 포장 상자와 팸플릿의 제작 단가까지 절감했다. 판매 증대로 인한 영업이익은 고객에게 환원해야 한다는 것이 그의 원칙이었다.

제품력에 가격적인 메리트가 더해지면서 판매는 기하급수적으로 늘어났다. 생산 물량 또한 더욱 폭발적으로 증가했다. 그리고 출시 5년 만인 2014년, 헤모힘은 매출 1,000억 원을 넘기며 국내 건강기능식품 시장의 톱티어(top-tier)에 올랐다. 이후 2022년 누적 매출 2조 원을 넘어섰다. 국내 건강기능식품 역사상 단일 제품 매출액으로 헤모힘을 능가하는 제품은 없다고 해도 과언이 아니다.

"눈앞에 보이는 경쟁자는 진짜 경쟁자가 아닙니다. 눈에는 당장 보이지 않는 잠재적인 경쟁자, 숨어 있는 경쟁자들까지도 감히 덤벼들 생각을 하지 못할 만큼의 초월적인 가격 경쟁력이 필요합니다."

정직한 기업은 고객을 사로잡는다

독자적인 특허 기술로 탄생한 新 식물복합조성물 '헤모힘 당귀등 혼합추출물'은, 콜마비앤에이치를 만나 헤모힘으로 상용화에 성공했고, 애터미를 만나 '대중 명품'으로서 입지를 다졌다.

성공에 도달하는 노하우는 여러 가지이다. 하나의 성공 노하우를 터득해

원하는 목표에 도달하면 우리는 어느 순간 더 큰 성공을 바라게 된다. 그리고 또 다른 성공 노하우를 찾아 이런저런 방법을 찾고 새로운 시도를 한다. 이런 과정을 몇 번 거치면서 시간이 흐르다 보면 우선순위 맨 첫 줄을 차지했던 기업 철학이나 고객과의 약속은 은근슬쩍 기업 이익의 아랫줄로 내려가기도 한다. 박한길 회장은 하나의 원칙을 고집하기 위해서는 기업 스스로 '정직해야 한다'고 말했다.

"헤모힘은 대한민국 국민의 건강뿐만 아니라 전 세계 사람들의 건강을 지키는 그런 글로벌 대표 건강기능식품이 되어야 한다. 그러려면 가장 먼저 가격이 저렴해야 한다"는 것을 입버릇처럼 이야기해왔다. 헤모힘의 '초격차' 가격은 시작부터 지금에 이르기까지 경영자의 결단과 애터미의 전사적인 노력 그리고 콜마비앤에이치의 전폭적인 연구개발을 통해 실현된 가치이다. 그 가치는 어느새 한국 시장을 넘어 전 세계로 퍼져나가고 있다.

HeMoHIM
헤모힘

05

HemoHIM, TimeLine of Challenge

헤모힘의 도전과 성취
HemoHIM, TimeLine of Challenge

1 미디어에서 발견한 헤모힘의 결정적 순간
2 HemoHIM 연구팀, 15년만의 홈커밍데이,
  이들이 말하는 헤모힘의 과거·현재·미래
3 헤모힘 주요 동향 : 녹색기술 인증 획득, 피로 개선 인정 획득,
  헤모힘의 안전성, '헤모힘G' 개발 및 상용화, 반도핑 인증 획득

CHAPTER 5
헤모힘의 도전과 성취
HemoHIM, TIMELINE OF CHALLENGE

'헤모힘'의 탄생부터 글로벌 제품으로 거듭난 오늘날까지, 모든 과정은 연구소와 각 기업에서 자기 역할에 열정을 쏟아 달려온 사람들의 최선의 노력이 결합된 거대한 시너지였다. 헤모힘이 이룩한 성취의 연대기를 각종 기록과 미디어, 초기 개발자들의 이야기를 통해 담아본다. 또한 과거와 현재를 통해 살펴본 헤모힘의 과제는 무엇인지, 우리 앞에 펼쳐질 또 다른 미래를 기다려보자.

미디어에서 발견한 헤모힘의 결정적 순간

식물복합조성물 '헤모힘 당귀등 혼합추출물'은 면역기능 개선을 돕는 개별인정형 제1호 원료로, 개발 직후부터 학계와 산업계는 물론 각종 미디어의 주목을 받아왔다. 국내 건강기능식품 업계의 자부심으로 자리매김한 오늘에 이르기까지 각종 미디어에서 조명한 결정적 순간을 되짚어본다.

※ 당시 보도된 내용을 그대로 인용하였습니다.

1. 원자력硏, '헤모힘' 개발 (2002년)

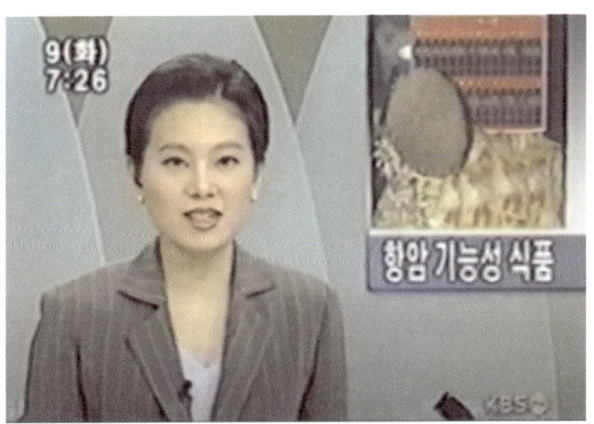

한국원자력연구소 조성기 박사팀이 생약재를 조합해 암 치료 부작용 방지 기능성식품 '헤모힘(HemoHIM)'을 개발했다고 보도되었다. 조성기 박사는 헤모힘에 대해 "생체손상을 방지하고 조직의 재생을 촉진하는 작용은 물론 면역·조혈 기능 증진 효과를 통해 암 환자의 방사선 치료와 항암제 투여 시

부작용을 낮추는 효과가 있다"며 "노약자와 성인병 환자 등의 면역·조혈 기능 저하를 극복하는 데 도움을 줄 수 있을 것으로 기대한다"고 덧붙였다.

> 출처 ▶ 천연 생약재 항암 기능성식품_KBS 2002년 4월 9일 보도
> 출처 ▶ 항암효과 기능성식품 개발_매일경제 2002년 4월 9일 보도
> 출처 ▶ 암치료 부작용방지 기능성식품 개발_서울경제 2002년 4월 10일 보도
> 출처 ▶ 생약제 이용 '항암 식품' 개발_파이낸셜뉴스 2002년 4월 10일 보도

2. 우리나라 제1호 연구소기업 선바이오텍 탄생 (2004년)

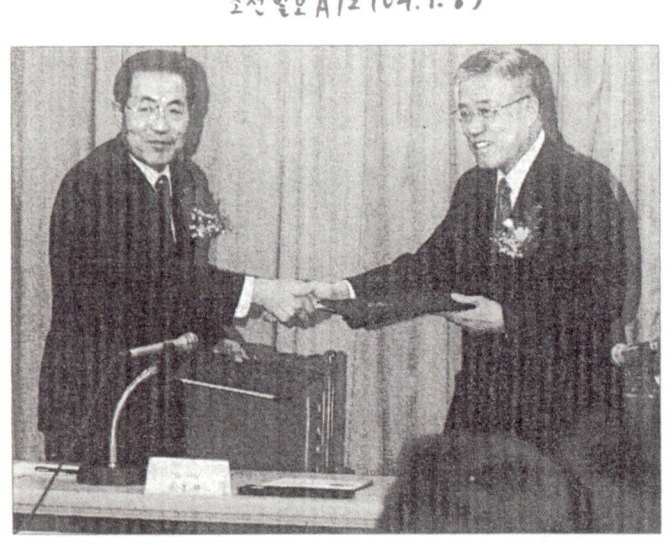

한국원자력연구소가 과학기술부 산하 연구기관으로는 최초로 특허권 등 연구개발 성과를 기술 출자 방식으로 투자하는 벤처기업 선바이오텍(현 콜

마비앤에이치)을 설립하기로 하고, 약정식을 체결한다고 보도되었다. 한국원자력연구소의 출자 기술은 '면역·조혈 기능 증진 및 항암 효과와 산화적 생체손상 억제 효과를 갖는 기능성식품 기술', '식품, 의약품, 화장품 제조용 천연 소재 고순도 정제 기술' 등 2건이며, 이와 관련된 특허등록은 총 4건이라고 밝혔다.

출처 ▶ 원자력硏, 기술출자 벤처 창업_YTN 2004년 1월 7일 보도
출처 ▶ 과기부 출연연 첫 출자사 탄생_전자신문 2004년 1월 7일 보도

3. '헤모힘' 미·영 특허 획득 (2006년)

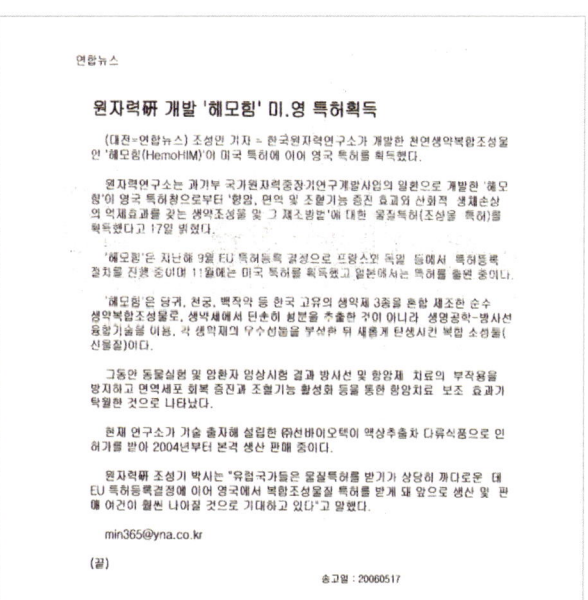

한국원자력연구소가 개발한 식물복합조성물 '헤모힘(HemoHIM)'이 2005년 11월 미국 특허에 이어 2006년 5월 영국 특허를 획득했다고 보도되었다.

유럽 국가들은 물질(조성물) 특허등록이 상당히 까다롭기 때문에 영국에서의 복합조성물 특허 획득은 이후 '헤모힘' 생산 및 판매에 힘을 실어줄 것으로 기대된다고 밝혔다.

> 출처 ▶ 원자력硏 개발, '헤모힘' 미·영 특허 획득_연합뉴스 2006년 5월 17일 보도
> 출처 ▶ 원자력 천연생약복합물 '헤모힘' 美이어 英 특허 획득_대전일보 2006년 5월 18일 보도

4. '헤모힘' 식약청 건강기능식품 개별인정형 면역기능 부문 최초 인정 (2006년)

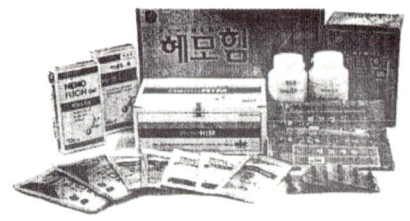

한국원자력연구소가 개발한 식물복합조성물 '헤모힘(HemoHIM)'이 2006년 8월 식품의약품안정청(이하 식약청)으로부터 면역세포 회복증진 등 면역기능 개선 효과를 인정받아, 건강기능식품으로 승인을 받았다고 보도되었다. 한국원자력연구소가 기술 투자해 설립한 제1호 연구소기업 (주)선바이오텍(대표 김치봉)은 '헤모힘(원료명 헤모힘 당귀등 혼합추출물)'이 건강기능식품심의위원회의 심의를 통과해 식약청으로부터 '건강기능식품 원료또는성분 인정서'를 받았다고 밝혔다. '개별인정형' 건강기능식품 중 면역기능

개선 효능 부문 제1호로, 국내 고유의 기술로 개발된 생약복합조성물이 건강기능식품으로 인증된 것도 헤모힘이 처음이라고 덧붙였다.

| 출처 ▶ 선바이오텍 생약 '헤모힘' 식약청 기능식품 첫 승인_헤럴드 경제 2006년 8월 24일 보도
| 출처 ▶ 원자력硏 개발 '헤모힘' 건강식품 인증_서울경제 2006년 8월 24일 보도
| 출처 ▶ '헤모힘' 건강기능식품 인증 취득_충청신문 2006년 8월 24일 보도

5. 선바이오텍, 건강기능식품 '헤모힘' 상용화 (2007년)

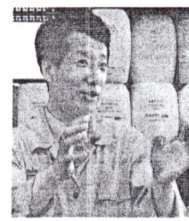

선바이오텍(현 콜마비앤에이치)은 식물복합조성물 '헤모힘(HemoHIM)'이 건강기능식품 제품기준규격 인증 취득에 이어 광고심의를 통과함에 따라 본격적인 상용화 작업에 들어간다고 밝혔다.

| 출처 ▶ 국내 1호 연구소기업 선바이오텍, 건강기능식품 '헤모힘' 상용화
| _대전일보 2007년 6월 25일 보도

6. '헤모힘' 미주 시장 진출 (2010년)

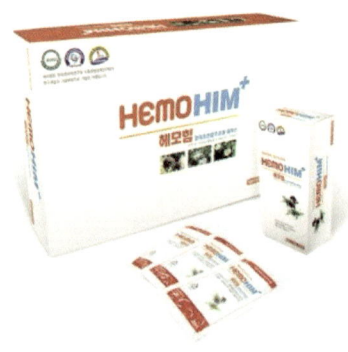

 선바이오텍(현 콜마비앤에이치)이 해외 시장 공략에 노력해온 결과 마케팅 전문 판매기업 애터미와 손을 잡고 건강기능식품 헤모힘을 비롯해 고순도 화장품 등을 연간 200만 달러(약 23억 원) 수출하는 계약을 체결하고, 최근 15만 달러어치 첫 수출분을 선적했다고 보도되었다. 또한 이를 시작으로 중국, 일본 등 아시아 시장 공략에 나설 계획이라고 덧붙였다.

> 출처 ▶ 원자력硏 설립 연구소기업 미주시장 진출_연합뉴스 2010년 5월 12일 보도
> 출처 ▶ 선바이오텍 200만 달러 수출 계약, 연구소 1호 기업으로 모델 제시
>   _뉴시스 2010년 5월 12일 보도

7. 콜마비앤에이치 (구 선바이오텍) 코스닥 상장 (2015년)

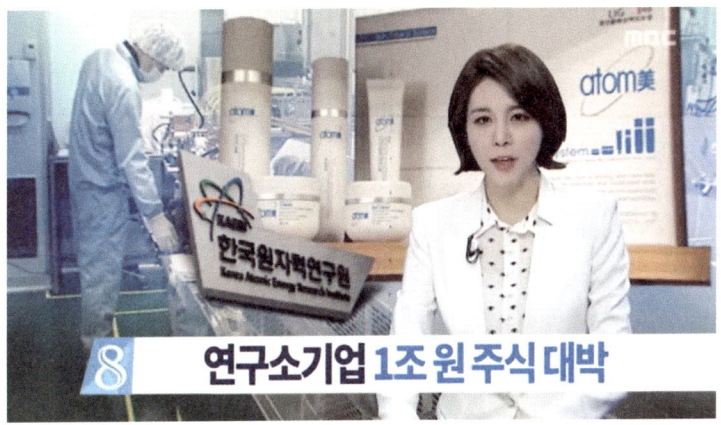

국내 제1호 연구소기업 콜마비앤에이치가 연구소기업 사상 최초로 코스닥에 상장되었다고 보도되었다. 성공의 근간이 된 기술은 크게 두 가지. '건강기능식품 제조 기술'과 '나노 기술을 이용한 화장품 제조 기술'이다. 김치봉 콜마비앤에이치 대표는 "식약처 허가를 받는 과정에서 일반 벤처기업이었다면 기술이나 비용 등에서 감당하기 어려웠을 것"이라며 "한국원자력연구원의 우수한 기술, 이를 제품화하는 생산 기술, 마케팅 능력이 조화를 이뤘기에 가능했다"고 말했다.

출처 ▶ 연구소기업 1조 원 주식 대박_대전 MBC 2015년 2월 19일 보도
출처 ▶ 정부 출연연과 손잡고 신기술 상용화로 성공 신화 썼다
_중앙선데이 2015년 2월 24일 보도

8. 콜마비앤에이치, 탄소저감기술로 '헤모힘' 녹색기술 인증 획득 (2020년)

'헤모힘'이 농림축산식품부로부터 녹색기술제품 인증을 받았다. 녹색기술제품 인증은 탄소 저감과 에너지 저감 등 에너지자원을 효율적으로 사용하

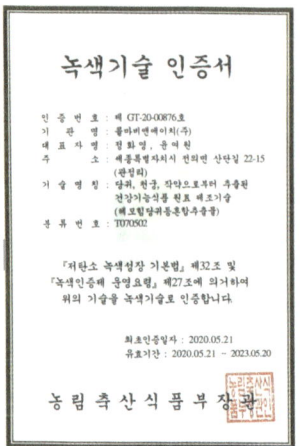

고 절약한 기술과 제품에 부여하는 친환경 인증이다. 콜마비앤에이치는 개별인정형 원료 '헤모힘 당귀등 혼합추출물'에 대한 제조 공정을 획기적으로 개선해 생산 효율을 높이면서도 탄소발생량을 현저히 줄인 것이 높게 평가받은 것으로 드러났다. 생산 과정에서 철저한 품질관리와 제품의 효능·효과가 검증되어야 하기 때문에 '헤모힘'의 녹색기술 인증 획득의 의미가 크다고 덧붙였다.

출처 ▶ 콜마비앤에이치 '헤모힘' 녹색기술 인증 획득_뉴스1 2020년 6월 23일 보도

9. 애터미 '헤모힘', 단일 제품으로 건강기능식품 시장 평정 (2023년)

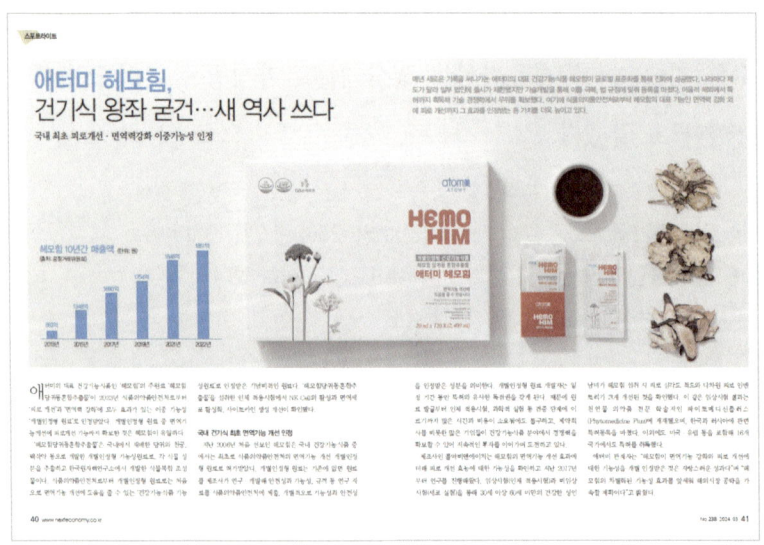

'헤모힘'이 2014년 국내 연 매출 1,067억 원을 시작으로 9년 연속 연 매출

1,000억 원을 돌파했다고 소개되었다. 공정거래위원회가 공개한 자료에 따르면 '헤모힘'은 네트워크 마케팅 업계에서 2014년부터 2022년까지 9년 연속 가장 많이 판매된 제품, 베스트셀러 1위를 기록했다.

> 출처 ▶ 애터미 건강기능식품 '헤모힘', 진짜 잘나가네 작년 사상 최대 1851억 매출
> _파이낸셜뉴스 2023년 7월 31일 보도
> 출처 ▶ 애터미 헤모힘, 지난해 사상 최고 매출 돌파_한경MONEY 2023년 7월 31일 보도

10. '헤모힘' 면역+피로 개선, 2중 기능성 인정 (2023년)

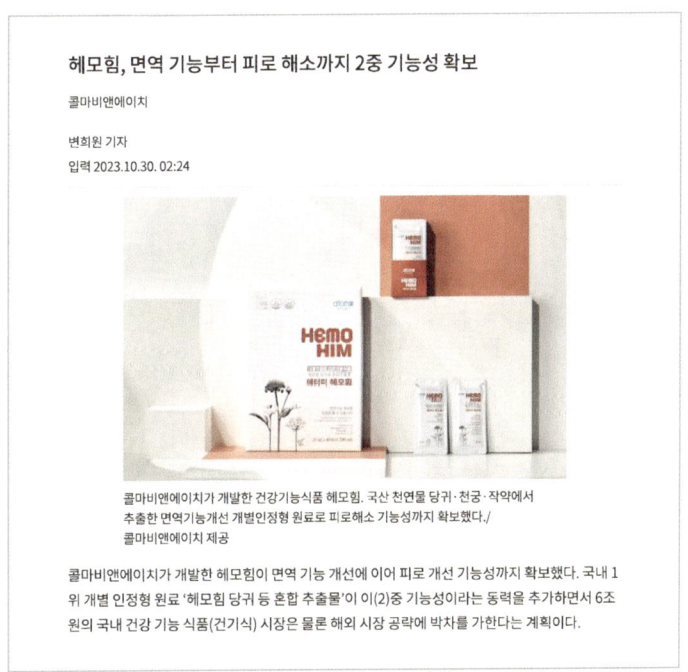

'헤모힘'의 주원료 '헤모힘 당귀등 혼합추출물'이 식품의약품안전처로부터 피로 개선 기능성을 획득해 2중 기능성 개별인정형 원료로 인정받았다. 콜

마비앤에이치는 '헤모힘 당귀등 혼합추출물'에 신규 기능성이 있다는 점을 확인하고, 2017년부터 '헤모힘 지속 기술 개발 프로젝트'를 가동해 6년 만에 피로 개선 효과를 과학적으로 입증해낸 것이라고 밝혔다. '헤모힘 당귀등 혼합추출물'의 피로 개선 효과에 대한 임상시험 연구 결과는 국제 학술지 〈파이토메디신 플러스(Phytomedicine Plus)〉에 게재되었으며 국내 및 러시아 특허등록도 완료했다고 덧붙였다. 개별인정형 원료 중 면역기능 개선에 피로 개선 기능까지 확보한 것은 '헤모힘'이 유일하며, 애터미는 차별화된 원료로서 글로벌 시장 공략에도 박차를 가할 전망이라고 밝혔다.

출처 ▶ 콜마비앤에이치, '헤모힘' 면역기능에 피로 개선까지 2중 기능성 인정
_헤럴드경제 2023년 10월 12일 보도

HemoHIM 연구팀, 15년 만의 홈커밍데이
이들이 말하는 헤모힘의 과거·현재·미래

지난 2023년 8월 25일, 대전시 유성구에 자리한 한국원자력연구원에는
新 식물복합조성물 '헤모힘 당귀등 혼합추출물'의 개발자들이 한자리에 모였다.
현재의 '헤모힘'이 출시된 지 15년의 세월이 흐른 지금, 누군가는 학계에서 후학을
양성하고 또 다른 누군가는 여전히 그 자리에서 연구자의 길을 걷고 있지만
헤모힘이란 공통분모는 몇 년의 시차를 건너뛰게 했다.

참석자*
조성기 (前 한국원자력연구원 영년직 연구원, 이학박사, 면역학 전공)
김성호 (전남대학교 수의과대학 교수, 수의학박사, 수의 병리학 전공)
이성태 (순천대학교 약학과 교수, 의학박사, 면역학 전공)
박혜란 (한국원자력연구원 책임연구원, 이학박사, 면역학 전공)
유영법 (남부대학교 응급구조학과 교수, 이학박사, 한의학박사, 천연물화학 전공)
정우희 (한국원자력연구원 책임연구원, 이학박사, 분자생물학 전공)
함연호 (前 강원특별자치도 산림과학연구원 산림환경팀장, 공학박사, 천연물화학 전공)
주재영 (콜마비앤에이치(콜마BNH) 식품과학연구소 연구소장, 공학박사, 식품생물학 전공)

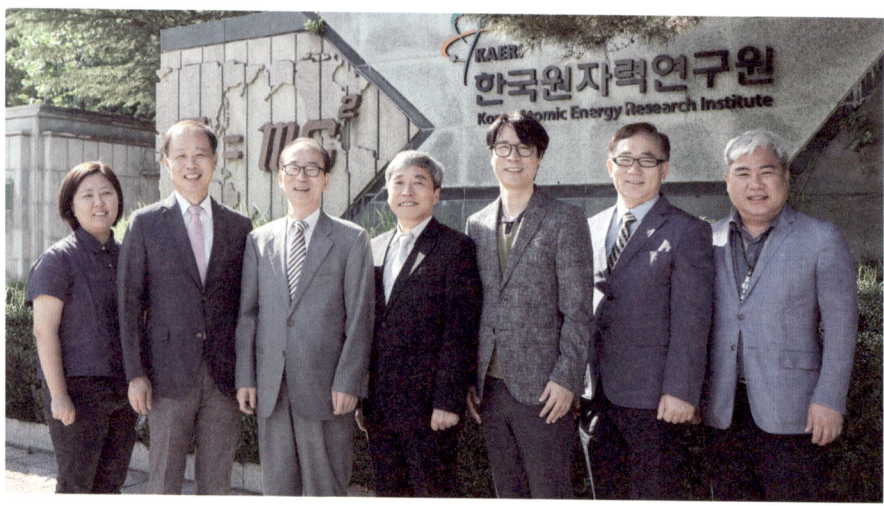

왼쪽부터 박혜란, 이성태, 조성기, 김성호, 유영법, 함연호, 정우희

* 과제계획서 및 보고서 등을 토대로 기술개발에 기여한 것으로 평가된 연구원을 기준으로 함.
* 기여자 중 불참자는 주석으로 포함. (당시 연구개발에 참여했으나 홈커밍데이에는 개인 사정상 참석하지 못하였음)
  故 변명우 박사, 오 헌 박사, 정일윤 박사, 이주상 박사
* 당시 연구 참여 역할은 92쪽을 참조

국책 프로젝트 하나에 담긴 10년의 열정

1997년에 착수한, 한국원자력연구원 식품생명공학 연구팀의 면역기능 개선을 돕는 식물복합조성물 개발 프로젝트는 2006년 8월, '헤모힘 당귀등 혼합추출물'이 개별인정형 기능성 원료로 식약처의 인정을 받음으로써 대장정을 마무리했다. 오직 하나의 프로젝트를 위해 10년여의 시간, 50억 원의 연구비, 많은 연구원 등이 투입되어 완성한 결과였다. 프로젝트 최초 제안자로 연구팀을 이끌었던 조성기 박사와 프로젝트에 참여했던 연구자들은 일관된 열정으로 몰두했던 과거의 순간을 이렇게 회고했다.

조성기 박사 | 바쁜 시간을 쪼개어 먼 곳까지 발걸음해주어 무척 감사합니다. '헤모힘 당귀등 혼합추출물(이하 'HemoHIM')' 연구개발에 많은 연구원분들이 참여해주셨지만 몇몇 분은 피치 못할 사정으로 참석하지 못했어요. 제 근황을 잠깐 말씀드리자면 2019년 12월 한국원자력연구원에서 퇴직한 이후 지금도 후속 연구에 골몰해 있습니다. 지난해 11월에는 인도에서 열린 아시아방사선학회에서 방사선을 응용한 동물모델로 'HemoHIM'의 안티에이징 효과를 검증할 수 있었다는 내용의 프레젠테이션을 하고 왔습니다. 이번 모임을 준비하면서, 헤모힘 관련 상용화 현황 및 고찰 그리고 나아가서 명품화 전략 제언까지 해보면 좋겠다고 생각했습니다. 실은 이 자리에 참석하기 전, 그 시절 연구팀 사진들을 찾아보려고 했으나 자료가 너무 방대해서 못 찾겠더라고요.(웃음)

이성태 교수 | 순천에서 대전으로 올라오는데 감회가 새로웠습니다. 인연의 소중함도 떠오르고. 1990년대 초반 일본에서 공부 중이었는데 한국에서 오

신 교수님 한 분이 저에게 故 변명우 박사님을 소개해주셨고 이것이 인연이 되어 훗날 조성기 박사님 연구에 합류하게 되었습니다. 하나의 과제가 10년이라는 오랜 시간을 거쳐 오늘날 좋은 성과를 낼 수 있었던 것은 조성기 박사님을 비롯해 함께한 동료 연구원 덕분입니다. 이 자리를 빌려 감사드립니다. 스트레스로 장염에 시달릴 만큼 고생하셨던 조성기 박사님의 꼼꼼함은 지금도 기억에 남습니다.

김성호 교수 | 저는 학교에 있으면서 조성기 박사님으로부터 동물실험과 관련된 몇 가지 과제를 위탁받아 진행했습니다. 한국원자력연구소에서 진행하던 과제인 데다 그때는 건강기능식품에 대한 정의나 법규가 미비했기 때문에 심사 과정에서 우리 프로젝트를 이해시키기 위한 과정들이 반복되었습니다. 의약품과 건강기능식품의 차이 개념도 명확지 않다 보니 체내 허용 용량, 독성 추적 등에 관한 질문도 많았지요. 최대 용량을 주입해도 동물들이 생존하다 보니 내성 수치를 잡을 수 없어 그들에게 건강기능식품으로서의 기능을 설명하는 데 애를 먹기도 했습니다. 또 기억에 남는 일은 식물복합조성물로 특허 준비를 하다 보니 이와 관련된 논문을 미리 발표할 수 없어서 정해진 시기에 다른 논문을 써서 충당하느라고 힘들었다는 것이었습니다.

유영법 교수 | 한국원자력연구소에서 한약을 소재로 연구한다는 것이 생경하게 느껴졌지만 한약 기반의 immunomodulator에 관한 연구 내용에 흥미를 느껴 연구에 참여하게 되었습니다. 연구실에서 다양한 한방처방과 한약단미를 소재로 면역활성연구가 이루어졌고 한약처방 중 주요 약재인 당귀, 천궁, 작약 소재의 구성으로 좋은 연구 결과를 얻어 산업화의 성과를 낸 것으로 생각됩니다. 프로젝트 초기 2년 동안 연구에 참여하며 주로 한약 소

재 선별 및 다당류의 추출과 산성, 알칼리성 분획, 다당류 조성 등 천연물의 이화학적 연구를 수행하였습니다. 연구할수록 활성물질인 다당류의 이화학적 규명에 어려움이 있었으나, 산업화에서는 활성성분과 지표성분의 특성을 반영하여 표준화함으로써 그 과정을 극복한 것으로 생각됩니다. 하나의 과제를 지속적으로 연구하는 것 자체가 힘든 일인데 지금의 결과물을 생각하면 참 대단하다 싶습니다. 개인적으로는 연구에 참여하여 특허 3건에 이름을 올릴 수 있어 영광이었습니다. 일련의 과정들이 연구자로서 소중한 경험이었고 나만의 스토리텔링을 갖게 된 셈입니다. 여기 계신 모든 분들 덕분입니다.

조성기 박사 | 유 박사 이야기를 듣다 보니까, 경동시장 서울약령시 안에 약업사 하셨던 박 사장님이 생각납니다. 돌아가셨지만 이 자리를 빌려 다시 한 번 감사드린다는 말씀을 드리고 싶습니다. 사실 유 박사 소개로 그분을 만난 후부터는 최상품 생약재 구하는 일은 걱정하지 않게 되었습니다. 평생을 오로지 제대로 된 생약재를 유통하겠다는 일념으로 사셨던 분이셨지요. 오죽하면 아드님 세 분을 모두 한약자원학과에 진학시킬 정도였겠어요. 지금은 아드님이 이어서 하고 있습니다. 건강기능식품 개발에서는 좋은 원재료를 확보하는 일이 첫 번째 일인데, 그 사장님 덕분에 연구개발 단계에서부터 시제품 생산, 대량 생산 초창기 때까지 원재료 걱정은 하지 않게 되었습니다.

함연호 박사 | 저는 유영법 교수님 이후 연구에 참여하게 되었습니다. 화학 분야를 전공하여 천연물 구조 분석을 도왔습니다. 그때를 떠올리면 참 환경이 열악했어요. 복도에도 기자재가 꽉 들어차 있어서 이런 곳에서 어떻게 연구를 하나 싶었거든요. 유독 기억에 남는 것은 경동시장에서 원재료를 1톤 트럭에 가득 싣고 강원도 양구의 식품제조회사에 가서 시제품을 만들었던

일입니다. 기숙사를 4박5일 빌리고 거의 밤을 새다시피 하며 추출물로 액상, 태블릿, 캡슐 등의 시제품을 만들었습니다.

조성기 박사ㅣ 양구의 그 회사 박 사장님께도 이 자리를 빌려 다시 한번 감사드리고 싶습니다. 자기 공장을 통째로 5일 동안 빌려준다는 것은 참 대단한 일이었다 싶어요. 저하고 공동 프로젝트를 하던 다른 식품회사 사장님께 부탁을 해서 소개받기는 했지만요. 큰 추출기도 여러 대 있고, 냉장실 내에 태블릿 타정기 그리고 파우치 살균시설까지 갖추고 있는 꽤 규모가 있는 공장 전체를 빌려준 것이니까요. 사실 초창기 다류식품으로 판매할 때에도 그 공장에서 위탁생산을 해주었습니다. 그 사장님 실험 정신이 대단했던 것 같아요. 제가 실험실에서 30L까지 해보았는데, 0.5톤 해보고 2톤까지 스케일업 해보려고 한다고 하니까 단번에 허락해주면서, 직원들 휴가 기간에 하라고. 그래서 대량 생산 공정의 노하우를 터득할 수 있었죠. 그때 4박5일 밤늦도록 함께 작업해주신 박 공장장님께도 다시 한번 감사드립니다.

정우희 박사ㅣ 2002년 4월에 한국원자력연구소에 입소하게 되어 연구팀에 합류하게 되었습니다. 그때 헤모힘 관련한 식물복합조성물이 개발되어 특허등록 직전인 상황이었어요. 건강기능식품으로 인정받기까지 동물실험이나 임상시험, 관련 서류 등을 준비하느라 4년을 매우 바쁘게 살았습니다. 특히 상용화 과정에서 을지대병원과 임상시험을 진행하게 되었는데 2004년 엔가 건강기능식품 관련 규정이 바뀌면서 환자가 아닌 정상인 상대로 효능을 입증해야 했습니다. 임상 대상자를 모집하느라 광고도 하고 애를 썼지만 잘 되지 않았습니다. 그래서 조성기 박사님 아이디어로 원자력이나 방사선에 대해 이해도가 높고 면역증진에 관심이 많은 연구소 직원들과 직원 가족들을 100여 명을 모집해 진행했지요. 병원으로 달려가 대상자의 혈액 채취를 도와주고 분석을 의뢰하고 다시 실험실로 돌아와 실험하고……. 진짜 정신없이 지냈어요. 그때 연구소와 병원을 오가느라 박혜란 박사가 참 고생 많았죠. 덕분에 식약처 인증을 받을 때 2등급을 받는 쾌거를 얻었습니다.

박혜란 박사ㅣ 프로젝트 초반부터 대학원생, 석사과정 연구생, 박사과정 학연학생 등으로 연구에 참여했습니다. 어렸기 때문에 시키는 일은 무조건 열심히 했어요. 지금 제가 당시 박사님들의 연배가 되어 현역으로 일하다 보니 그때 박사님들이 정말 고생 많으셨던 것을 더욱 실감하게 됩니다. 헤모힘의 풀 스토리를 함께한 것이 연구자로서 많이 배운, 즐거운 경험이었어요. 건강기능식품으로 면역기능 개선 부문에서 '개별인정형 1호'라는 의미는 지금 생각해도 정말 대단한 것 같습니다.

조성기 박사ㅣ 이야기를 듣고 보니 프로젝트 시작도 어려웠는데 끝까지 못살게 굴었던 것 같네요. 무리한 진행이나 진도, 방법에 대해서도 많은 분들이 호응해주어 시금도 참 감시한 마음입니다.

자부심으로 남은 '헤모힘', '헤모힘'에 거는 기대

 홈커밍데이에 참석한 헤모힘 당귀등 혼합추출물(HemoHIM)의 개발자들은 하나의 결과물을 위해 일관된 열정으로 몰두했던 과거부터, 국내 건강기능식품 베스트셀러의 위업을 달성한 현재, 그리고 놀라운 성취만큼 헤모힘이 인류 건강을 위해 풀어가야 할 과제에 대해 오랜 시간 이야기를 나눴다. 그중에는 가까운 미래 헤모힘에서 파생될 새로운 성과물에 대한 기대감도 포함되었다.

주재영 콜마BNH 연구소장 | 조성기 박사님을 비롯해 이 모임에 참석해주신 모든 분들에게 감사하다는 말씀 드립니다. 언제 또 이런 자리가 있을까, 하는 역사적인 자리에 함께할 수 있어서 영광이었습니다. 후임 연구자로서 'HemoHIM'의 다양한 기능 규명과 제품 다양화를 위해 노력하겠습니다.

유영법 교수 | 그리고 콜마비앤에이치에서 후속 연구도 많이 하는 만큼 이런 자리를 정례화해 아이디어를 제안하고 취합해서 발전시키면 헤모힘 확장성에 도움이 되지 않을까 합니다. 코로나19 같은 감염성 질환 예방도 그렇고, 요즘 국내 건강기능식품 매출 중 관절 건강, 눈 건강 제품이 인기가 있다고 하니 이 방면으로도 고민해보면 좋을 것 같습니다.

김성호 교수 | 식물복합조성물에 대한 프로젝트의 기획 의도 중에는 '방사선 방호 효과'도 포함되어 있었습니다. 얼마 전 일본 후쿠시마 원전처리수 방류가 이슈였는데 일본에서는 그 이전부터 홍삼에 관한 임상시험이 많았고 지금도 홍삼 제품이 단연 인기가 높습니다. 그런 쪽이라면 헤모힘이 홍삼보다 더 효과가 있을 텐데 하는 생각도 들었습니다.

유영법 교수 | 미국 〈사이언스 매거진〉에 소개되긴 했는데, 십전대보탕 등의 처방 약재로 만든 조성물로 1년간 항노화 실험을 한 적이 있습니다. 노화는 질환이 아니기 때문에 특허등록이 어려울 수 있지만, 'HemoHIM'도 항노화에 있어 좋은 결과가 있을 것으로 예측됩니다. 조성기 박사님께서도 최근 아시아방사선학회에서 안티에이징 관련 발표를 하셨다니 더 기대가 됩니다.

박혜란 박사 ㅣ 저는 한국원자력연구원에서 현역으로 있다 보니 ARS(급성방사선증후군) 등과 같은 방사선 방호 관련 연구를 진행하고 있습니다. 방사선 방호제를 어떻게 개발할까 고심하게 되는데, 그때마다 우리가 예전에 했던 연구 과정을 되짚어보게 됩니다. 모두 아시다시피 ARS는 질병이 아니기 때문에 임상시험 타깃을 잡는 것도 어렵고 어떤 포인트로 물질 스크리닝을 해야 하는지 어려울 때가 있습니다. 지금 선배 교수님들을 뵙고 나니 예전 기억이 떠오르면서 생각을 정리하게 되는 것 같습니다. 프로젝트 과정 하나하나가 연구자들이 레퍼런스해야 할 연구 모델이라 더욱 뜻깊은 것 같습니다.

이성태 교수 ㅣ 우리가 헤모힘 하나로 15년만에 모이긴 했지만 사람만큼 중요한 것이 없습니다. 그런 의미에서 반가운 마음으로 홈커밍데이에 참여하였습니다. 앞으로도 헤모힘 관련 일들을 추진함에 있어서 서로 소통과 협업이 되면 좋겠습니다.

김성호 교수 ㅣ 건강기능식품은 부작용에 대한 대응책도 꾸준히 준비해야 합니다. 티사 제품의 경우 폐경 이후 다시 생리가 시작되는 위험 신호에 대해 별다른 대책을 내놓지 못하고 있거든요. 헤모힘은 이렇다 할 부작용이 없다는 것이 최대 장점인데 이 점에 대한 홍보를 많이 했으면 합니다. 또한 새로운 기능 추가뿐 아니라 다른 제품 개발도 필요하고요. 가격을 저렴하게 유지하는 것도 좋겠지만 한편으로 명품화 전략도 추진하면 좋겠습니다.

주재영 콜마BNH 연구소장 ㅣ 건강기능식품의 안전성은 연구진들도 집중하고 있습니다. 헤모힘G 개발도 세계적으로 통용되는 안전성 기준에 부합하면서 기존 헤모힘의 효능을 그대로 입증할 수 있는 글로벌화 작업입니다.

조성기 박사 | 'HemoHIM'으로 의약품을 개발하고 싶은데 사실 비용과 시간이 많이 투입되는 일이라 고민이 됩니다. 임상시험도 대대적으로 다시 해야 하고요. 어떤 환자에게 어떤 효능을 목표로 하는 의약품으로 개발해야 가능할지 예측이 잘 안 되기도 합니다.

함연호 박사 | 저는 헤모힘 홍보를 많이 하고 있습니다. 저도 자주 섭취하고 있고 식구들과 지인들 3분의 1은 애용하고 있습니다. 단연 효과가 좋기 때문이기도 하고 그만큼 뿌듯하기도 합니다. 후속 연구로 더욱 업그레이드된 제품이 출시된다면 더욱 승승장구할 것 같습니다.

정우희 박사 | 헤모힘 모임을 계기로 한국원자력연구원과 콜마비앤에이치와의 또 다른 연구 과제들도 협업이 잘 이루어지면 좋겠습니다. 예를 들어 'MH30'이라는 새로운 물질의 특허를 등록하고 항암 치료 보조제로 개발하려고 했는데 당시 이야기가 잘 되지 않았습니다. 새로운 기술과 상용화 작업, 후속 연구도 서로 관심을 갖고 추진하면 좋겠습니다. 헤모힘의 발전을 토대로 적극적으로 고민해주시길 바랍니다.

조성기 박사 | 헤모힘의 지속적인 발전을 위해 개발자와 후임 연구자들 사이의 긴밀한 의사소통과 협업이 정말 중요합니다. 후속 연구와 기술 상용화의 확대를 위해 의견과 자료를 공유할 수 있는 문화가 계속되었으면 좋겠습니다. 이번 모임이 일회성이 아니라 세미나 혹은 심포지엄으로 정례화되어 헤모힘의 지속 가능성과 명품화 전략에 바람직한 역할을 할 수 있게 되기를 기대합니다.

헤모힘 주요 동향

헤모힘이 가지고 있는 다양한 기능성은 아직 구명(究明) 중이다.
이러한 헤모힘에 내재된 가치는 단순히 잘 팔리는 상품 - 베스트셀러에 그치지 않는다.
오랜 시간 동안 끊임없이 진전해온 헤모힘의 지속 가능성을 만드는 활동은
세대를 뛰어넘어 미래까지 아우르는 스테디셀러이자 가장 한국적이면서도
세계적인 건강기능식품인 헤모힘을 더욱 가치 있게 만들고 있다.

ESG 경영 일환으로 녹색기술 인증 획득

헤모힘 패키지에도 변화가 따랐다. 지난 2022년부터 상자 내부의 머리 패드를 없애고 세트별 소포장 상자의 중량을 줄여 종이 사용량을 절감한 것. 이는 몇 년 전부터 글로벌 기업의 세계적 추세인 지속 가능한 ESG경영(기업의 비재무적 요소인 환경(Environment)·사회(Social)·지배구조(Governance)를 뜻한다)의 일환이기도 하다.

지구 환경 보존과 원가 절감 등을 비롯한 지속 가능 경영을 위해 주원료인 '헤모힘 당귀등 혼합추출물'과 완제품인 '헤모힘'은 2020년 5월 녹색기술인증, 녹색기술제품 확인을 획득했다. 이 같은 인증을 획득하려면 탄소중립 정책에 기여해야 함은 물론 기술 수준과 기술 우수성이 뛰어나야 한다. '헤모힘 당귀등 혼합추출물'은 원재료 품질관리 등과 원료의 우수성에서 필수 항

목을 충족시켰으며 원료 제조 중 발생하는 응축수나 주정을 회수, 재사용하여 화장품 원료 등으로 개발해 높은 평가를 받았다. 또한 생산 공정에서 탄소 발생량을 60% 저감함으로써 공정 중 또는 공정 후 에너지 사용량 또는 탄소 발생량 20% 저감이라는 요소 항목을 만족시켰다.

녹색기술제품은 녹색기술을 적용하여 상용화한 제품임을 인증하는 것으로, ISO14001, 건강기능식품 개별인정서 및 공인시험성적서 등을 확인받아 획득하였다. 인증 유효기간은 3년으로 '헤모힘 당귀등 혼합추출물'과 '헤모힘'은 2023년 5월에 녹색기술 인증과 녹색기술제품 확인을 연장했다. 녹색기술인증을 연장하려면 기존의 기술보다 향상된 기술을 입증해야 하는데, '헤모힘 당귀등 혼합추출물'은 전년 대비 탄소 발생량을 34% 추가 저감함으로써 탄소중립 정책에 기여한 것을 인정받았다.

면역기능 개선에 이어 피로 개선 인정 획득

헤모힘의 놀라운 성취는 매출 실적뿐만 아니라 추가 효능 규명과 제품 업그레이드에 있어서도 현재진행형이다. 콜마비앤에이치는 '헤모힘 당귀등 혼합추출물'의 지속 가능성과 '밸류 체인' 확보를 위해 최근 주력하고 있는 몇 가지 주요 과제에 대해 발표했다.

그간 콜마비앤에이치 식품과학연구소 소재연구센터는 헤모힘의 위 건강, 간 건강, 근력 개선, 인지 기능 개선 등에 관한 논문 발표 및 특허등록으로 지적재산권 확대에 힘써왔다. 그 성과 중 하나로 헤모힘은 2023년 9월 식약처로부터 피로 개선에 대한 기능을 인정받아 개별인정형 원료 중 최초로 면역기능 개선과 피로 개선 기능성을 확보한 2중 기능성 제품이 되었다. '헤모힘 당귀등 혼합추출물'의 임상시험(인체적용시험)과 비임상시험(세포실험) 결과, 피로를 호소하는 만 30세 이상 60세 미만 건강한 성인 남녀에게서 피로도척도(FSS, Fatigue Severity Scale), 다차원피로척도(MFI, Multidimensional Fatigue Inventory)가 유의미하게 개선되었음을 확인한 것이다. 이 연구 결과는 국제 학술지인 〈파이토메디신 플러스 Phytomedicine Plus〉에 게재되었으며 우리나라는 물론 러시아에 특허등록을 완료했다. 이와 더불어 헤모힘의 프리미엄 전략으로 제형의 다변화도 꾀하고 있다. 젤리형, 분말형, 정제형, 환(대·소), 액상 스틱 등이 건강기능식품으로서 시험 개발 중에 있다.

국제적으로 인정받는 헤모힘의 안전성

헤모힘은 기능성뿐만 아니라, 안전성 연구에도 힘쓰고 있다. 헤모힘은 대표적인 안전성 인증으로 미국 FDA(Food and Drug Administration)에서 부여하는 NDI(New Dietary Ingredient)를 획득했다(NDIN 1271). NDI란 1994년 10월 15일 이전에 미국 내에서 식이보충제로 판매된 적이 없는 원료를 의미하며, NDI 인증은 미국 FDA에서 새로운 식이보충제 원료로 인증을 부여하는 제도를 의미한다. 이러한 NDI 인증을 받기 위해서는 독성실험 및 인체적용시험 결과뿐만 아니라 제조 공정 과정 등의 자료를 제출하여 까다로운 안전성 심사를 받아야 한다. 따라서, 헤모힘은 미국 FDA로부터 원료, 제조공정, 섭취 이력, 독성시험 및 인체적용시험 등의 심사를 통해 안전성을 입증받은 원료이다.

그뿐만 아니라 최근에는 건강기능식품의 안전성을 입증하기 위해 수행하는 OECD 가이드라인 기반의 안전성 연구 결과를 SCIE급 국제 학술지인 〈Toxicological Research〉에 게재하였다 (Evluation of acute, repeated dose 28-day and 13-week oral toxicity and genotoxicity of a standardized fraction (HenoHIM) from *Angelica gigas*, *Cnidium officinale*, and *Paeonia lactiflora*, 2024). 이 연구 결과는 국제 표준 가이드라인에 따라 수행된 독성시험에서 헤모힘의 안전성을 다시 한번 입증하는 계기가 되었다. 해외 수출용으로 개발된 헤모힘G 역시 OECD 가이드라인 기반의 안전성 연구 결과를 SCIE급 국제 학술지인 〈Toxicological Research〉에 게재함으로써 헤모힘 안전성 연구에 대한 콜마비앤에이치의 지속적인 성과를 확인할 수 있다.

세계화를 위한 작업, '헤모힘G' 개발

건강기능식품에 대한 각 국가의 기준이 조금씩 다르다 보니 규정에 따라 일부 국가에서 헤모힘이 판매되지 못한 아쉬움이 있었다. 기존 헤모힘에 들어가는 원재료가 식품이 아닌 의약품 원료로 분류되어 있거나, 식품·의약품 원료 목록에 존재하지 않는 국가도 있었기 때문이다. 이에 글로벌화 작업을 거친 헤모힘G를 개발해 해외 수출길을 더욱 활짝 열게 되었다. 헤모힘G는 해외 많은 국가에서 식품 원료로 등재되어 있어 식품원료로 사용할 수 있고, 기존 헤모힘에 사용되는 원재료와 동일한 목적으로 사용되는 중약재 품종을 사용하여 개발되었다. 기존 헤모힘과 제조 공정은 동일하다.

또 헤모힘G는 지표성분 연구 결과를 통해 기존의 헤모힘과 동등한 수준의 품질을 유지하고 있다. 또한 면역효능 연구 결과는 국내 및 해외 특허로 출원되었으며, OECD 국제표준 가이드라인에 따라 독성실험을 수행, 최근 그 결과를 SCIE급 저널에 논문으로 발표하였다. 이는 미국독성학회(American College of Toxicology) 44차 정기 학술대회에서도 발표된 바 있다. 관능 면에서도 외국인들의 기호에 맞춰 쓴맛을 미세하게 조정하여 상품성을 높였다. 또한 헤모힘G의 비임상 기능성 연구도 현재 다양하게 수행 중이며, 관련하여 SCIE급 논문 출간을 준비하고 있다.

헤모힘, 글로벌 Informed-Choice 반도핑 인증 획득

헤모힘이 2024년 7월, 글로벌 'Informed-Choice 반도핑 인증'을 획득했다. 반도핑 인증을 획득했다는 것은 그동안 헤모힘이 획득한 '운동 수행능력 증진' 논문과 특허들의 방증이며 '운동선수를 위한 더 안전한 제품'으로 인정받았다는 것을 의미한다. 앞으로 스포츠 기능성 제품으로서 헤모힘의 무궁무진한 발전 가능성을 보여준 사례다.

Informed-Choice는 영국에 본사를 둔 LGC Group이 운영하는 세계적인 품질 보증 및 식이보충제 테스트 프로그램으로, 세계반도핑기구(World Anti-Doping Agency, WADA)가 운동선수에게 금지한 200여 개의 다양한 물질이 제품에 포함되거나 사용되지 않았다는 것을 의미한다. Informed Choice 인증은 제품의 성분, 제조 공정, 품질 시스템 등을 종합적으로 평가하여 금지 물질에 의한 오염이 없음을 확인한다. 인증 후에는 매달 블라인드

테스트를 통해 제품의 무결성을 지속적으로 확인하며, 모든 테스트를 통과한 제품은 Informed-Choice 웹사이트에 공개된다.

 테스트는 65년 이상의 반도핑 관리 및 규제 분석 경험을 바탕으로 만들어지며, ISO17025 표준에 따라 엄격하게 관리된다.

HEMO HIM
헤모힘

Appendix

1 HemoHIM TIMELINE
2 헤모힘 원재료 소개

HemoHIM TIMELINE

1997년 07월
한국원자력연구소(현 한국원자력연구원),
'면역증진을 위한 기능성 식품 개발'
국책 연구 과제 착수
과제명 : 방사선 이용 면역증진 기능성식품
개발 및 위생화 연구 (과제책임자 : 조성기 박사)

2000년 05월
식물조합추출물(HIM-I)
< 면역, 조혈기능 증진 및 방사선
방호용 생약 조성물 및 그의 제조 방법 >
특허출원 (한국원자력연구원)

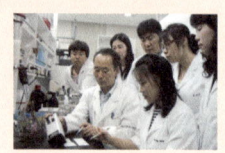

2001년 05월
식물조합추출물(HIM-II)
< 조혈기능 증진 및 방사선 방호용 생약 추출물 >
특허출원 (한국원자력연구원)

2001년 09월
한국원자력연구원과
한국콜마 기술 이전
협약 체결

2003년 04월
식물복합조성물(HemoHIM)
< 항암, 면역 및 조혈기능의 증진효과와
산화적 생체손상의 억제효과를 갖는
생약조성물과 그 제조방법 >
특허출원 (한국원자력연구원)

2004년 01월
보건복지부, 『건강기능식품 기능성 원료
및 기준·규격 인정에 관한 규정』 시행

2004년 02월
한국원자력연구원과 한국콜마 민·관 최초
합작법인 (주)선바이오텍(현 콜마비앤에이치) 설립

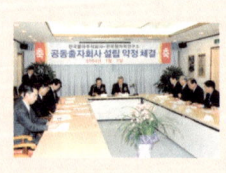

2006년 03월
선바이오텍(현 콜마비앤에이치),
과학기술정보통신부
연구소기업 1호 승인

2006년 08월
HemoHIM 당귀등 혼합추출물, 건강기능
식품원료또는성분 인정 (식약청) 취득
[기능성 내용 : 면역기능 개선에 도움을
줄 수 있습니다(기타기능II)]

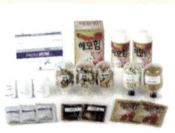

210 Appendix

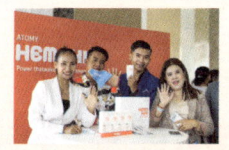

2023년 09월
'헤모힘 당귀등 혼합추출물'
면역기능 개선과 피로 개선에
도움, 2중 기능성 인정 취득

2024년 07월
헤모힘, 전 세계 23개 지역 판매
글로벌 Informed-Choice
반도핑 인증 획득

2024년 08월
헤모힘, 특허
국내외 26건 등록,
논문 SCIE급 21편 포함
38편 발표(누적)

2022년 09월
헤모힘 누적 매출 2조 돌파,
국내 건강기능식품 수출액 1위 달성

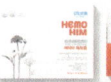

2019년 12월
헤모힘 누적 매출 1조 원 돌파, 5년 연속
매출 1,000억 원 이상 달성

2015년 02월
콜마비앤에이치
코스닥 상장

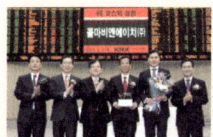

2014년 12월
헤모힘 연간 매출
1,000억 원 돌파

2014년 11월
헤모힘 식품이력
추적관리제도 시행

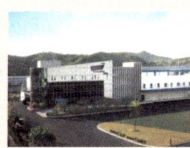

콜마비앤에이치
세종 공장 준공

2012년 06월

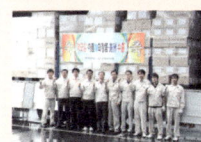

헤모힘 해외
첫 수출 (미국)

2010년 03월

2007년 06월
선바이오텍(현 콜마비앤에이치),
건강기능식품 '헤모힘' 상용화

2009년 06월
애터미 주식회사 설립,
헤모힘 상품 공급 계약

헤모힘 원재료 소개

혈액 생성과 기력 보강에 으뜸
당귀(當歸)

'헤모힘 당귀등 혼합추출물'이라는 원료 이름에서도 알 수 있듯이
당귀는 헤모힘의 핵심 원재료이다. 오래전부터 사용해온 대표적인
보혈(補血) 약용식물로, 오늘날에는 혈액 생성과 혈행 개선 등을 포함한
여러 약리작용이 입증되어 천연물 원재료로 각광받고 있다.
특히 한국 참당귀는 식품공전에 주원료로 분류되어 있어
당귀차, 당귀잎쌈, 당귀가루, 당귀술 등 식품의 주원료로서
섭취가 가능해 가정에서 두루 활용할 수 있다.

※ 본문에 소개된 내용은 단일 생약재에 대한 일반 정보이며,
일부 효능을 목적으로 사용할 경우 반드시 전문가의 처방이나 상담이 필요합니다.

전통 문헌에서 소개하는 당귀

'당귀(當歸)'는 '마땅히 돌아오기를 바란다'는 뜻으로, 옛 중국인들이 전쟁터에 나가는 남편의 품속에 당귀를 넣어준 것에서 유래했다는 설이 있다. 기력이 다했을 때 먹으면 기운이 회복되는 효과를 알고 있었기 때문이다. 여기에 냉병이 있던 여인이 달여 먹어 병증이 호전되어 집으로 돌아왔다는 설, 당귀를 먹으면 기혈이 되돌아오기 때문이라는 설 등도 있다.

당귀의 학명도 예사롭지 않다. 라틴어에서 유래한 당귀의 생물분류상 속(genus)명 '안젤리카(Angelica)'는 '천사 같은'이라는 뜻을 갖는다.

전통 문헌에서는 당귀에 대한 좀 더 구체적인 효능을 확인할 수 있다. 중국 최대 약물백과사전 〈본초강목(本草綱目)〉에서는 당귀가 혈을 다스려 조혈을 증진하고 피를 맑게 하는 등 정혈 작용과 보혈 기능이 좋다고 소개되어 있다. 우리나라에서는 1610년 허준이 완성한 백과사전적 의서 〈동의보감(東醫寶鑑)〉에 당귀가 모든 혈병(血病)을 치료하고 혈을 잘 돌게 하며(行血), 혈을 보한다(補血)고 되어 있다. 부인병을 나스리고 산후 월경불순에 좋다는 효능도 기록되어 있다. 실제 보혈을 위한 대표적인 처방 '사물탕(四物湯)'에도 당귀가 포함된다.

한국, 중국, 일본이 당귀의 주요 산지

당귀는 전 세계적으로 약 90여 종이 있으며 한국, 중국, 일본이 주요 산지로 손꼽힌다. 역사적으로도 우리나라와 중국에서는 매우 중요한 약재로 취급해왔는데, 〈조선왕조실록〉을 살펴보면 태종 때 명나라에서 당귀를 포함해 18종의 약재를 선물로 보낸 일, 세종 때 전의감에서 당귀의 채취 방법부터 수확에 관한 일처리를 꼼꼼히 지시한 것, 연산군 때 당귀를 왕실에 상납하도록 명령한 것 등의 기록이 남아 있을 정도이다.

미나리과 여러해살이풀인 당귀는 깊은 숲속의 습기 있는 풀숲에서 잘 자란다. 잎이 크고 넓적하며 특유의 향이 난다. 껍질은 품종에 따라 황백색, 황갈색, 흑갈색을 띠며 안쪽 껍질은 주로 황백색에 가깝다. 뿌리는 약용이나 식용으로 쓰고 잎은 쌈채소, 나물 등으로 활용한다.

현재 우리나라에서는 자생종인 참당귀, 일본종에서 유래한 왜당귀(일당귀)를 주로 쓴다. 간혹 중국당귀 등도 찾아볼 수 있다. 참당귀와 왜당귀 모두 〈대한민국약전외한약(생약)〉 규격집에 등재되어 있어 약용으로 사용이 가능하다. 특히 한국 참당귀는 식품공전에 주원료로 분류되어 있어 당귀차 등 식품에 주원료로 쓰일 수 있다. 중국 당귀는 참당귀와 왜당귀에 비해 덜 사용되지만 해외에서는 중국당귀가 널리 쓰이고 있다.

데커신 · 데커시놀 성분, 면역세포 생육 촉진

오늘날 당귀는 플라보노이드(flavonoid), 폴리페놀(polyphenol), 데커신(decursin), 데커시놀(decurcinol), 노다케닌(nodakenin) 등 주요 지표성분이 규명되어 다양한 약리작용을 증명하고 있다. 먼저 당귀의 플라보노이드와 폴리페놀은 발암의 원인이 되는 활성산소를 제거, 종양의 발생과 증식을 억제해 각종 암 예방에 도움을 준다. 쿠마린(coumarin) 유도체인 데커신은 진통 효과와 함께 뇌신경세포를 보호해 치매 예방과 치료에 도움을 준다. 치매를 유발하는 베타-아밀로이드(β-amyloid) 성분을 억제해 인지수행능력과 기억력을 높여주며 알츠하이머, 파킨슨 등과 같은 뇌장애 등을 예방한다. 또한 활성산소를 제거해 항노화, 항암 작용을 하며 에스트로겐 기능을 활성화해 갱년기 질환을 개선하기도 한다.

데커신의 구조 이성체인 데커시놀은 혈관과 혈액을 통한 영양 공급, 신체 대사를 위한 효소 활성화에 효과적이다. 호르몬 대사에도 관여한다. 눈여겨봐야 할 것은 데커신과 데커시놀이 면역세포인 B세포와 T세포, NK세포(자연살해세포)의 생육을 촉진한다는 사실이다. 항종양 효과와 함께 백혈병 치료와 신장독성 감소, 당뇨성 고혈압 치료 등에도 효과적이다.

데커신, 데커시놀, 노다케닌의 조합은 천연 소염제로 작용해 관절 통증 개선에 도움을 준다. 연골 분해 효소를 억제하는 기능도 있어 관절 노화를 예방하기도 한다. 그 밖의 성분, 당귀의 플라보노이드와 폴리페놀도 활성산소를 제거, 암을 예방하는 효과가 있다고 밝혀졌다.

혈행 개선, 진정 작용에 특효
천궁(川芎)

'죽어가는 소나무 뿌리에 천궁 삶은 물을 주면 다시 살아난다'는 말이 있을 만큼 천궁은 막힌 기혈을 잘 풀어주는 것으로 유명하다. 특히 '여성의 약재'라는 별칭답게, 당귀와 최상의 궁합을 이루며 각종 부인병 치료와 아름다움을 가꾸는 데 사용되어왔다. 궁궁(芎藭), 두궁(杜芎), 향과(香果), 약근(藥芹), 호궁(胡藭) 등 많은 이름만큼 팔방미인 약재다. 식품공전에 부원료로 분류되어 있다.

※ 본문에 소개된 내용은 단일 생약재에 대한 일반 정보이며,
  일부 효능을 목적으로 사용할 경우 반드시 전문가의 처방이나 상담이 필요합니다.

당귀와 환상의 조합을 이루는 천궁

 당귀가 피를 돋운다면(補血) 천궁은 피를 돌려 살아나게(活血) 한다는 말이 있다. 〈동의보감〉에 따르면 천궁은 '活血行氣(활혈행기)', '祛風止痛(거풍지통)'이라 하여 혈액순환과 기운 순행을 돕고, 풍증을 없애주며, 통증을 완화한다고 기록되어 있다. 또한 풍병(風病, 신경계의 문제로 현기증, 졸도, 경련 등의 병증), 기병(氣病, 기분이 울적하거나 근심, 걱정으로 생기는 병증), 노손(勞損, 허로(虛勞)의 다른 이름. 면역 및 기력 저하로 인한 병증), 혈병(血病, 혈의 정체(停滯)로 일어나는 일련의 증상) 등에 쓴다고 되어 있다. 특유의 향을 발산하기 때문에 사람들은 '하늘을 뒤덮을 약초의 향'을 지녔다고 표현했다. 진정과 진통 효과가 뛰어나 '천궁의 기운이 머리에까지 이른다'고도 했다.

천궁은 당귀와 함께 부인 질병에 단골 처방되어왔다. 월경불순, 월경통, 산후 복통, 어지럼증, 냉증 등을 치료하는 데 효과가 있으며, 산후의 어혈을 제거하고 젖이 잘 나오게 해 산후 보약에도 자주 쓰였다. 미용 재료로도 요긴하게 쓰였다. 천궁과 창포 삶은 물로 머리를 감으면 모발에 윤기가 흐르면서 은은한 향이 난다고 하며, 잘게 썬 천궁을 씹으면 구취가 사라진다고 되어 있다.

저온성 약용식물로 서늘한 곳에서 재배

천궁(川芎)이라는 이름은 중국 '사천성(四川省)에서 나는 궁궁(芎藭)'에서 유래했다는 설이 있다. 천궁은 중국이 원산지로 우리나라와 일본에도 분포하는 여러해살이풀이다. 오늘날에는 대부분 약용식물로 재배한다. 저온성 식물이기 때문에 서늘한 곳에서 잘 자라며 30℃ 이상 고온이 장기간 지속될 경우 고온장해로 생육 부진을 겪을 수 있다. 지상부가 말라가고 뿌리줄기에서 새순이 올라오는 것을 반복하다 쭉정이만 남게 된다. 충북 제천, 경북 영양과 봉화 등이 국내산 천궁 80% 물량을 생산해왔으나 지난 몇 년간 이상고온현상으로 남부 지방에서 중부 지방으로 점차 주산지가 확대되는 상황이다. 최근에는 당귀와 함께 강원도 고랭지 지역에서 나는 천궁이 높은 비중을 차지하고 있다.

항암 및 면역 증진에 도움 주는 정유 성분

천궁은 향이 강한 휘발성 정유(精油)를 1~2% 함유하고 있는데, 이 정유가 약리작용의 상당 부분을 담당한다고 보고되었다. 정유의 주성분으로는 프탈라이드(phthalide)계 화합물인 크니딜라이드(cnidilide), 네오크니딜라이드(neocnidilide), 리구스틸라이드(ligustilide) 등과 폴리아세틸렌(polyacetylen) 화합물인 활카린디올(falcarindiol), 활카리놀론(falcarinolone), 클로로젠산(chlorogenic acid), 크니디란(cnidirhan) 등을 꼽을 수 있다.

그중 프탈라이드계 물질은 중추신경계에 작용하여 신경을 안정시키고 근육의 긴장을 완화하는 효과가 있다고 밝혀졌다. 통증 완화와 진정 작용을 돕는다. 크니딜라이드는 면역반응을 관찰하는 테스트에서 피부 스크래치나 염증을 억제하며, 부틸리덴프탈라이드(butylidenephthalide)는 알레르겐인 집먼지진드기에 대한 살충 효과가 뚜렷하고 항세균·항진균 작용을 하는 것으로 밝혀졌다. 비타민 E 결핍증을 치료하는 데에도 도움이 된다.

정유의 폴리아세틸렌 화합물인 활카린디올은 과도한 염증 물질에 의한 뇌 신경세포의 사멸을 억제하고 뇌세포를 보호하는 역할을 한다. 암세포 증식을 억제하는 항암 효과도 있다. 다당체인 크니디란 종류는 면역에 관여하는 세망내피세포계(phagocytosis)를 활성화해 항보체성(抗補體性, 보체 활성의 저하 또는 소실)을 나타내며 면역 증진에 도움을 준다.

또한 천궁의 클로로포름(chloroform) 추출물, 에틸알코올(ethyl alcohol) 추출물은 동물실험을 통해 심장 수축을 억제하고 혈관을 확장시키며 혈류를 증가시키는 것으로 밝혀졌다. 인체적용시험에서도 혈액 응고를 억제하는 것으로 나타나 고혈압, 심근경색, 동맥경화 등 심혈관계 질환 예방 및 치료에 효과적이다.

통증 완화, 스트레스 해소에 제격
작약(芍藥)

우리가 익히 들어본 함박꽃의 또 다른 이름이 작약(芍藥)이다.
꽃이 탐스럽고 아름다워 관상용으로 많이 키우며 꽃꽂이, 부케로도 자주 쓰인다.
작약 꽃이 눈을 즐겁게 한다면 뿌리는 약으로 쓰여 우리 몸을 이롭게 한다.
혈액을 풍부하게 하고 통증과 땀을 멎게 하고, 이뇨 작용에 도움을 주는 것으로
알려져 있다. 당귀, 천궁과도 잘 어울려 함께 쓰이는 일이 많다.
식품공전에 부원료로 분류되어 있다.

※ 본문에 소개된 내용은 단일 생약재에 대한 일반 정보이며,
  일부 효능을 목적으로 사용할 경우 반드시 전문가의 처방이나 상담이 필요합니다.

고대로부터 전해지는 작약의 효능

작약의 기원은 고대에서부터 비롯되었다. 작약의 속명은 '페오니(Paeony)'인데, 그리스신화에서 작약을 약용으로 최초 사용한 인물 '페온(Paeon)'의 이름에서 따온 것이다. 동양에서는 그 유래가 염제 신농씨(炎帝 神農氏)로 거슬러 올라간다. 신농씨가 저술했다고 전해지는 한의학 최초의 저서 〈신농본초경〉에서는 작약에 대해 '맛이 쓰고 기(氣)는 평이하다. 사기(邪氣)로 인한 복통을 다스리고, 혈비(血痺, 혈기가 막혀 생기는 증세)를 없애고 (중략) 통증을 멎게 하고 소변을 순조롭게 하며 기를 북돋운다'라고 소개하고 있다. 후대에 이르러 〈본초강목〉에서는 백작약(白芍藥)과 적작약(赤芍藥)을 구분해서

설명하고 있다. '적작약은 소변을 잘 나오게 하거나 기를 내리고 백작약은 통증을 멎게 하거나 혈을 흩어 낸다'고 한다.

〈동의보감〉에서도 작약의 효능을 다양하게 다루고 있다. '혈비를 낫게 하고 혈맥을 잘 통하게 하며 속을 완화시키고 궂은 피를 헤치며(散惡血) 옹종(癰腫)을 삭게 한다. 복통을 멈추고 어혈을 풀어주며 고름을 없어지게 한다. 여자의 모든 병, 산전산후의 여러 병에 쓰며 월경을 통하게 한다. (중략) 또한 백작약은 보(補)하고 적작약은 사(瀉)한다' 하고 나온다.

고산지대에서 자생 또는 재배하여 사용

작약은 다년생 초본식물로 원산지는 중국이다. 추위에 강한 식물로 우리나라와 중국, 일본, 몽골, 동시베리아 등지에 분포한다. 우리나라에서도 고산지대에서 자생하거나 재배하는 작약을 주로 사용한다. 전남과 경북이 작약 재배지로 잘 알려져 있다. 봄에 줄기가 나와서 5~6월에 꽃이 피면 늦여름 또는 가을에 3~4년 된 작약의 뿌리를 캐내어 약용으로 쓴다.

시중에서는 간혹 '거피(去皮)' 여부로 백작약과 적작약을 구분하기도 한다. 즉 채취한 작약의 뿌리를 삶아서 껍질을 벗기거나 껍질을 벗겨서 삶은 다음 그늘에 말린 것을 백작약, 작약의 뿌리를 삶거나 하지 않고 그대로 말리는 것을 적작약이라고 부르는 것. 함유된 지표성분은 거의 동일하지만 삶는 과정에서 일부 성분의 함량 차이가 생길 수 있다. 다만 그 차이가 미미해 굳이 구분해서 쓰지 않는다. 〈중국약전〉에서는 백작약과 적작약의 항목을 나눠 구분하는 반면 〈대한민국약전〉에서는 별도 구분 없이 작약으로 통칭하고 있다.

면역조절에 피로 개선까지, 다재다능한 작약

작약의 약리 작용을 담당하고 있는 주요 성분은 페오니플로린(paeoniflorin)을 비롯해 페오노시드(paeonoside), 페오닌(paeonine), 갈로탄닌(gallotannin), 벤조산(benzoicacid), 아스파라긴(asparagine), 아스트라갈린(astragalin) 등이다. 이 성분들은 약리 실험을 통해 진정·진통·진경 작용, 소염·해열 작용, 항바이러스·항알레르기 및 면역 조절 작용, 항염증 작용, 항산화 작용, 항궤양 작용, 항종양 작용, 항고혈당 작용을 하며, 혈압 강하 작용, 관상혈관 확장, 신경근차단 작용, 인지기능 개선, 스테로이드 단백질 결합 억제 작용 등을 하는 것으로 보고되었다.

그중 항균·항바이러스·항산화 효과가 있는 페오니플로린은 체내 점막세포의 항균 물질 분비를 촉진하고 피부와 점막의 염증-면역반응을 주도하는 림프구의 활성화에 관여해 상처 부위의 감염을 억제하고 회복을 촉진하는 등 면역 조절에 도움을 준다. 발열이 있는 급성 염증, 피부 발진, 알레르기 반응에 의한 염증을 줄이고 노화와 피로, 스트레스를 개선하는 것 등이 페오니플로린의 역할이다.

우리 몸은 모세혈관을 통해 각 장기와 조직에 혈액과 영양분, 산소 등을 공급한다. 작약에 함유된 페오닌과 칼로탄닌은 모세혈관을 구성하는 내피세포에 작용해 전신의 모세혈관을 확장시켜 혈액순환을 원활하게 하고 수족냉증이나 안면홍조 완화에 도움을 줄 수 있다. 또한 혈액 내 콜레스테롤 수치를 낮춰주고 헤모글로빈 생성에 도움을 주어 빈혈을 개선한다.

벤조산은 미생물의 성장을 억제하는 등 항균 작용 효과가 있으며, 아스파라긴은 경련을 억제하며 진통 효과가 우수하다. 근육 경련과 근육통 완화 효과도 있어 복통이나 여성의 생리통을 낮게 한다. 신경통이나 관절염, 근육염 등 근골격의 통증을 개선한다.

참고자료
- 「당귀(농업기술길잡이)」, 농촌진흥청, 진한엠앤비, 2021
- 「문화원형백과」-'한의학 및 한국고유의 한약재', 국립중앙도서관
- '당귀, 천궁, 작약', 국립산림과학원 산림과학지식서비스, 산림청
- '기후대별 산림환경에 따른 참당귀의 생육 및 지표 성분 특성', 김남수 외 2명, <한국약용작물학회지>(한국약용작물학회), 28(3), pp.221~228, 2020
- '흰쥐의 알레르기성 접촉 피부염의 회복에 미치는 천궁추출물의 영향', 임재환 외 4명, <한국자원식물학회지>(한국자원식물학회), 24(4), pp.430~437, 2011
- '작약 뿌리에서 분리한 폐포 선암 세포주 A549에 대한 세포독성 화합물', 박지원 외 5명, <Journal of applied biological chemistry>(한국응용생명화학회), 66(38), pp.272~281, 2023

인터뷰 / 집필 / 감수

조성기
1978	서울대학교 이학사 (미생물학과)
1991	단국대학교 대학원 이학석사 (미생물학과)
1996	충북대학교 대학원 이학박사 (생물학과, 면역생물학전공)
1982	한국원자력연구원 부설 원자력병원 면역학연구실 선임연구원
1983	미국 Memorial Sloan Kettering Cancer Center 면역학연구실 객원연구원
1993	한국원자력연구원 방사선생명공학연구부 책임연구원
2010	한국원자력연구원 첨단방사선연구소(정읍) 소장
2009	아시아방사선학회 부회장
2009	방사선생명과학회 회장
2010	한국원자력학회 방사선이용및방호연구부회장
2013	바이오프로폴리스연구회 회장
1998	충남대학교 대학원 생물학과 겸임교수
2006	충남대학교 대학원 식품영양학과 겸임교수
2003	한국원자력연구소 소장 표창(우수직원)
2004	과학기술부장관 표창
2006	국무총리 표창
2012	과학기술포장

- SCIE 논문 50편 등 국내외 학술지 153편 게재
- 항암/면역/조혈기능 증진 생약조성물 등 국내 특허등록 13건
- 항암/면역/조혈기능 증진 생약조성물 등 해외 특허등록 7건

장인순
1964	고려대학교 화학과 졸업(동 대학원 석사)
1976	캐나다 웨스턴온타리오대학교 이학박사
1977	미국 아이오와대학교 박사후연구원
1979	한국원자력연구소
1986	한국원전연료(주) 생산본부장

	1997	한수원 부설 중앙연구원 초대 원장
	1999-2005	한국원자력연구소 소장
	1985	국민훈장 목련장
	2005	과학기술훈장 창조장
윤동한	1970	영남대학교 상경대학 경영학
	1974	서울대학교 경영대학 대학원 수료
	2008	수원대학교 대학원 경영학 박사
	2014	보건의날 국민훈장(동백장) 수훈
	2024	세종대학교 명예 이학박사
	2024	대구가톨릭대학교 이순신학과 문학박사
	1990-현재	한국콜마 회장
박한길	1977	경기대학교 무역학
	2016	우송대학교 대학원 경영학 석사
	2020	우송대학교 대학원 경영학 박사
	2013	한국식품영양과학회 부회장
	2019	Dreamy High School 설립
	2019-현재	한국직접판매산업협회 회장
	2019-현재	WFDSA CEO Council 위원
	2009-현재	애터미 회장
김치봉	1980	경북대학교 농화학과
	1991	한국콜마
	2001	한국콜마 연구소장 상무
	2004	선바이오텍 대표이사
	2013	콜마비앤에이치 대표이사
	2016	콜마비앤에이치 부회장
	2017-2024	(주)애터미오롯 대표이사

강진한	1977	가톨릭대학교 의과대학(의학사)
	1985	가톨릭대학교 대학원 의학과 소아과학전공(의학석사)
	1990	가톨릭대학교 대학원 의학과 소아과학전공(의학박사)
	2005-2007	대한소아감염병학회 회장
	2005-2008	질병관리청 예방접종심의위원회 위원장
	2008-2009	대한감염학회 회장
	2010-2014	가톨릭의대 연구처장 및 산학협력단장
	2012-2014	가톨릭의대 의생명연구원 초대 원장
	2015-2016	대한소아과학회 회장
	2017-2019	대한백신학회 회장
	2018-현재	가톨릭의대 소아청소년과 명예교수
	2019-현재	대한백신학회 백신활성화 위원장
	2020-현재	한국과학기술단체총연합회 제20대 이사
	2022-현재	가톨릭의대 백신·바이오 연구소 소아감염 책임교수
	2022-현재	질본청 전문 자문위원
	2022-현재	식약처 중앙약심 및 전문자문위원
	2023-현재	대한소아과학회 한아재단 상근이사

- 국내외 학술 논문 217편 집필
- <항생제의 길잡이> 공저
- <예방접종지침서> 공저
- <국내 백일해의 면역학적 양성반응 표준화에 따른 면역역학 연구> 공저

김현규	1996	성균관대학교 유전공학과 이학석사
	2000	성균관대학교 생물학 이학박사
	2005	렉스진바이오텍 생명과학 연구소 책임연구원
	2011	선바이오텍 신소재연구소 책임연구원
	2015	콜마비앤에이치 식품과학연구소 연구소장
	2021	콜마비앤에이치 식품과학연구소 소재연구센터 센터장
	2023-현재	애터미 글로벌상품브랜딩본부

- 국내외 학술지 22편 발표

주재영	1991	연세대학교 식품공학 학사
	1993	연세대학교 대학원 공학 석사
	1998	연세대학교 대학원 공학 박사
	2001	영국 식품과학연구소(IFR) 박사후연구원
	2003	미국 캘리포니아대학교 버클리 박사후연구원
	2021	CJ 제일제당 R&D 연구소
	2024	콜마비앤에이치 R&D 연구소 소장

신선미	2006	세명대학교 한의과대학
	2010	세명대학교 부속 한방병원 한방내과 전임의
	2011	세명대학교 한의과대학 한방내과 박사
	2012	세명대학교 부속 제천 한방병원 2내과 과장
	2012	대한한의사협회 한의사국가시험 문항심사 및 정리위원
	2017	대한한방내과학회 제도이사 및 교육 고시이사
	2017	대한한방내과학회 교육 고시이사
	2018-현재	세명대학교 한의과대학 부교수

- 국내외 학술 논문 44편 집필
- <신계내과학> 공저

함승주	진부지에이피당귀영농조합법인

안은기	콜마비앤에이치

헤모힘

펴 낸 날	1쇄 발행 2024년 10월 17일
	3쇄 발행 2025년 10월 15일
펴 낸 일	(주)한경매거진앤북
편집·디자인	(주)한경매거진앤북
	(주)에이치비스타
발 행 처	(주)한경매거진앤북
주 소	서울 중구 청파로 463 한국경제 6층

ⓒ콜마비앤에이치 주식회사, 애터미 주식회사, 2024

ISBN 979-11-92522-00-5 (03510)

- 이 책은 저작권법에 따라 보호받는 저작물이므로 무단 전재와 무단 복제를 금하며 책 내용의 전부 또는 일부를 이용하려면 반드시 저작권자와 (주)한경매거진앤북의 서면 동의를 받아야 합니다.
- 책값은 뒤표지에 있습니다.
- 잘못된 책은 구입처에서 바꿔 드립니다.